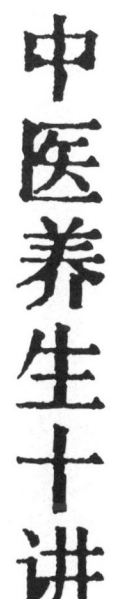

中医养生十讲

主　编　陈少东　　梁惠卿　　赖鹏华

副主编　张绍良　　庄鸿莉　　高凉琴　　王玉杰　　张春芳

编　委　周志佳　李晓英　杨艳苗　张　婷　孙　雪　王六一

　　　　许玲夏　王瑶瑶　张利敏　王宏国　林曼婷　郭蓁萤

　　　　刘姝君　陈　悦　吴春城　张满英　林　立　吴昇辰

　　　　张平竺　郑晓婷　杨晓荣　刘垚昱　庄琳伊　肖群霞

　　　　张嘉挺　钟永泉　吴俞虹　黄稚真　郑燕茹　吴晓纹

海峡出版发行集团　福建科学技术出版社
THE STRAITS PUBLISHING & DISTRIBUTING GROUP　FUJIAN SCIENCE & TECHNOLOGY PUBLISHING HOUSE

图书在版编目（CIP）数据

中医养生十讲/陈少东，梁惠卿，赖鹏华主编 . —福州：福建科学技术出版社，2021.8（2025.6重印）

ISBN 978-7-5335-6481-0

Ⅰ.①中… Ⅱ.①陈…②梁…③赖… Ⅲ.①养生（中医）Ⅳ.① R212

中国版本图书馆 CIP 数据核字（2021）第 090507 号

书 名	中医养生十讲	
主 编	陈少东　梁惠卿　赖鹏华	
出版发行	福建科学技术出版社	
社 址	福州市东水路 76 号（邮编 350001）	
网 址	www.fjstp.com	
经 销	福建新华发行（集团）有限责任公司	
印 刷	北京兰星球彩色印刷有限公司	
开 本	700 毫米 ×1000 毫米　1/16	
印 张	12	
字 数	144 千字	
版 次	2021 年 8 月第 1 版	
印 次	2025 年 6 月第 2 次印刷	
书 号	ISBN 978-7-5335-6481-0	
定 价	59.00 元	

书中如有印装质量问题，可直接向本社调换

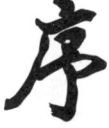

序

　　中医药文化是中国优秀传统文化的重要组成部分，凝聚着深邃的哲学智慧和中华民族几千年的健康养生理念及其实践经验。随着生活水平不断提高，国民更加注重中医养生，以期延年益寿。

　　陈少东教授团队坚持临床、教学、科研三位一体的协同发展模式，在中医养生研究领域建树颇深，主持厦门大学在线开放课程"中医养生"教研项目，开设中国大学MOOC（慕课）"中医养生"课程，通过线上教学模式，推广中医药知识，研修学员遍布全球，教学成效显著，推动中医药走向世界。

　　陈少东教授为首届国家"青年岐黄学者"，他遵循中医药发展规律，坚持"跟名师、读经典、强素养、做临床"，与团队成员共同努力，历经十余载积累，著成《中医养生十讲》一书。本书从"为什么要养生""如何养生"等角

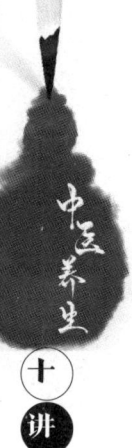

度详细阐述了中医养生的基本原理、原则以及具体方法，带领大家领略中医养生文化的悠久历史和丰富内涵。本书具有简单、易懂、实用的特点，有助于将中医药健康养生文化植入人心，帮助民众养成良好的中医养生习惯，提高国民的健康素质。

作为我的首位门生，陈少东教授具有扎实的中医药文化功底。相信《中医养生十讲》一书的出版，对推广中医药文化科普，增进社会对中医药核心价值理念的认知和认同有积极作用。在本书付梓之际，乐为之序。

福建省名中医　李学麟

2021 年 3 月 15 日于福州

前言

近年来，随着中医药文化的普及、健康观念的转变和医学模式的更新，中医药受到越来越多国家、地区民众的广泛关注和认可。特别是新冠肺炎疫情防控过程中，中医药发挥了重要作用。我们在向世界人民展示了中医药文化的博大精深的同时，也大大增强了文化自信。

中医养生，是根据生命发展的规律，以传统中医理论为指导，遵循阴阳五行生化收藏之变化规律，运用调神、导引、四时调摄、食养、药养等方法颐养生命、增强体质、预防疾病、延年益寿的中国传统保健方法。中医养生蕴含着深厚的中华文化思想，中医养生观包括天人合一、阴阳平衡、身心合一三大法宝。

中医养生作为中医药文化传播的载体，推进中医养生文化传播，让中医养生文化融入民众生活，激发人民群众对中医养生文化的需求，将有助于国民健康意识和良好生活习惯的养成，最终实现提高身体素质的目标。

　　本书从"为什么养生"说起，分十讲以通俗易懂的语言文字为读者讲述中医养生知识，将中医养生观融入到具体的养生要点中，以期将老祖宗的养生智慧传播到百姓的日常生活中。

青年岐黄学者　陈少东

2021 年 3 月 22 日于厦门

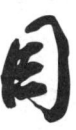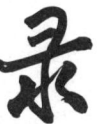

CONTENTS

目 录

第一讲

为什么要养生

◇一、扁鹊见齐桓公的故事告诉了我们什么◇

谈到中医养生，我们先来回顾一下《史记·扁鹊仓公列传》中记载的一则关于战国时期著名医学家扁鹊给齐桓侯看病的故事。

有一天，扁鹊路经齐国时，齐桓侯把他当作尊贵的客人接待。扁鹊入朝时很恭敬地拜见了齐桓侯，这时他看见齐桓侯面色不好，便直率地说："您生病了，您的病在皮肉之间，目前还容易治疗。如果不及时治疗恐怕要耽误最佳的治疗时机。"齐桓侯并未听进扁鹊的劝告，还毫不在意地说："寡人素往身体很好，没有一点不舒服的感觉。"

过了五天以后，扁鹊又上前对齐桓侯说："您的病已在血脉了，如果您再不治疗的话，您的病将要恶化。"齐桓侯听后仍不重视，毫不介意地随便说道："寡人身体很好，不会有什么病的。"

又过了五天，扁鹊复见齐桓侯，看见齐桓侯面色灰暗，立即对齐桓侯说："您的病已经到了肠胃之间，如果您不抓紧治疗将要有生命的危险。"齐桓侯听后很不高兴，并不再理睬扁鹊了。

再过了五天，扁鹊拜见齐桓侯，看见齐桓侯面色晦暗没有光泽，神色已大伤，死期将要临头，药物已经难以挽救了。于是扁鹊这次默默不语退在后边，躲开齐桓侯的目光，并乘机悄悄地离开了座位。当齐桓侯发觉扁鹊已经走掉，就马上派人追询扁鹊问个缘由。扁鹊很直率地说："齐桓侯的病很重啊！如果病在皮肉之间，我可以用汤药、热熨的方法来治疗，以祛除病邪；如果病在血脉，我可以用针石来刺激它，以祛除血脉的病邪；如果病在肠胃，还可以用酒剂治疗；如果病在骨髓里边，我就束手无策了，就是管生死的神仙下凡亲临治疗，也是无济于事的！现在主公的病已在骨髓，病情十分危险，因此我就回避了，不敢再主动要求为主公治疗了。"

事隔五天之后，齐桓侯果然病重而不能起床，这时想起了扁鹊，就急速派人去请扁鹊，但扁鹊已经离开了齐国。齐桓侯的病越来越重，最后不能医治而病故。

这则故事以时间为序，以齐桓公病情的发展为线索，通过扁鹊"四见主公"，生动地描绘出扁鹊慧眼识病以及齐桓公骄横自负的人物形象。同时故事向世人警醒了一个道理：对待疾病，决不能讳疾忌医，而应当防微杜渐、防患于未然。

《素问·四气调神大论》中记载的中医"治未病"经典论断："是故圣人不治已病治未病，不治已乱治未乱，此之谓也。夫病已成而后药之，乱已成而后治之，譬犹渴而穿井，斗而铸锥，不亦晚乎！"意思是说：圣人不是病了之后才进行医治，而是在未病之前就应及时医治；不是大乱之后才调治，而是在未乱之前就进行调治。等疾病已形成了才医治，紊乱已形成了才调治，就如同口渴了才开始打井，战斗了才开始铸造大锤，不是太晚了吗？这段话不仅让我们看到古人对待疾病"未雨绸缪，防患未然"的科学态度，同时也道出了中医养生的思想内核。

对于疾病出现某些先兆或处于萌芽状态时，《素问·八正神明论》则以"上工救其萌芽"紧急救治。中医学认为，高明的医生会根据疾病的状态，及时采取措施，防微杜渐，从而防治疾病的发生与发展。或如《难经·七十七难》记载："所谓治未病者，见肝之病，则知肝当传之于脾，故先实其脾气，无令得受肝之邪。"指出根据中医学整体观念的科学理论，随着肝病的进一步发展，病邪将会侵犯脾脏。因此，治疗应当以调补脾脏之气为先，使脾气旺盛而不受肝病之邪的侵袭，以阻断病邪的深入传变。

因此，密切注意自身的身体变化，加强养生保健，预防疾病发生或阻断疾病发展，是我们永葆健康的不二法宝。

◇◇二、应该选择怎样的科学养生模式◇◇

在快速发展的现代社会中，由于生活节奏的骤增，我们免不了会遇到一些不顺意或者烦恼的事情。时间一长，可能就会出现头晕头痛、两胁胀闷、食欲欠佳等不适，女性朋友还可能会出现经前乳房胀痛、痛经等诸多问题。

面对因为情绪不佳导致的身体不适，有的医师通过各种理化检查，仍无法获得明确的诊断。因此，在治疗上只能以嘱咐病人注意休息、放松心情等手段为主，或者加用一些对症处理的药物，但始终无法彻底解除患者的病痛。

与之相比，历经两千年发展的中医学特别重视情志的调养。中医学理论认为，情志不畅多与中医的肝脏功能失调密切相关。中医专家采用独特的望、闻、问、切，四诊合参的诊疗技术，通过把脉、望舌等手段给具备上述症状的患者下了个"肝气郁结"的疾病诊断。

有了"肝气郁结"的中医诊断，那么治疗上也就有了依据，中医学以"疏肝解郁"作为治疗"肝气郁结"的关键治疗方法。

有经验的中医师在建议放松心情、注意休息的基础上，嘱患者搭配一些简单易行的食疗方案，如在心情不悦、两胁胀闷不适的时候，泡上一杯热气腾腾的玫瑰花茶，可缓解情绪焦虑。

为何玫瑰花茶可以发挥疏肝解郁功效，治疗心情不悦、两胁胀满不适的症状呢？中医学认为，玫瑰花，味甘，性温，归肝、脾经，具有行气解郁、和血止痛的功效，用于治疗胸腹胀痛、乳房胀痛、月经不调，以及跌仆伤痛等。因此，在心情烦闷之时，来一杯既养眼又让人心情愉悦的玫瑰花茶成了一种养生方式。

然而，当我们郁闷生气之时，是不是总是感觉到有一股无名之火冒上心头，容易出现口干舌燥，想喝口凉水来降降火气。这时我就建议在泡服玫瑰花的同时，再加点菊花来消火顺气。这是因为菊花味苦、甘，性微寒，具有散风清热、平肝明目、清热解毒的功效，可以用于治疗头痛眩晕，目赤肿痛，眼目昏花，疮痈肿毒等热性病证。

玫瑰花属于温性，若在肝郁化火之时泡服玫瑰花，虽然可以疏肝解郁，缓解我们的焦虑情绪，但也可能存在火上浇油的弊端，加用味苦，性微寒的菊花，可以去玫瑰花之热气，更好地解决了肝郁化火的问题。玫瑰花与菊花的"一温一寒"相制而用，是中医学"君臣佐使"方剂配伍理论在日常生活中的实际应用，充分体现了中医文化在民间的普及性与适用性。

每当烦恼郁闷的时候，不少朋友总会抱怨不想吃饭、胃脘胀满等不适，而有的朋友则完全相反，以暴饮暴食的方式发泄心中的不爽。不管是饮食的减少或者是饮食的暴增，二者终将造成脾胃功能的损害。根据五行学说理论，中医五脏的"肝"与"脾"如同五行的"木"与"土"一样，存在着生克制化的特殊关系，当人体"肝气郁结"，心情烦闷不舒的时候，会对所克之脏"脾"产生影响，导致"肝郁乘脾"的病理状态，出现脾胃功能下降而纳食不香的结果。在脾胃功能下降的时候，由于暴饮暴食则进一步增加脾胃负担，形成代谢废物囤积体内而导致其他病证的发生。

因此，我们强烈建议在上述的花茶中再酌加一两片陈皮。民间认为陈皮味苦、辛，性温，具有理气健脾、燥湿化痰的功效，可以用于治疗脘腹胀满、食少吐泻、咳嗽痰多等病证。陈皮的理气功效不仅可以治疗肝气郁结所致的胸闷不舒等症状，同时还可以健运脾胃、燥湿化痰，增强脾胃运化功能，缓解"肝郁乘脾"的病理状态，达到健运脾胃功能的目标。

尽管心情不畅所致的临床表现各有不同，但在中医眼里，却成为涉及到人体五脏六腑、气血津液病理改变的大问题。

因此，关爱健康的朋友们，请务必随时注意自己的身体变化，当觉得自己有点不舒服的时候，就应该及时寻找中医进行身体调养，在中医学理论指导下，开启"上工治未病，不治已病"的养生模式。

懂点中医才能更好地养生

中医学作为中华民族的璀璨瑰宝，荟萃了中华传统文化的所有精华，"天人合一"的整体观念无处不在地影响着中华民族的繁衍生息。

要了解中医养生，就必须从其认识自然和解释自然的基本概念入手，阴阳与五行是两个相互不同而又相互联系的概念。阴阳是对宇宙中一切相互对立又相互依赖的两类事物的总概括；五行则是对世间万物属性及其相互联系的归纳。

阴阳学说和五行学说作为中国古代哲学思想的结晶，不但没有因为岁月的流逝、科学的突飞猛进而逐渐淡出人们的视线，相反，它不曾被人们完全理解的深奥的哲理，随着认识的升华越来越彰显在我们的面前。

阴阳学说与五行学说已成为中医学开展解释人体生理结构、病理改变、疾病诊断、疾病治疗的基本理论。

因此，熟悉阴阳学说与五行学说对于更好地掌握中医养生具有重要裨益。

一、阴阳学说

1. 阴阳的基本含义

阴阳作为中国古代哲学的一对范畴，古人以阴阳来划分相互关联的一种事物或是一个事物的两个方面。那么，应该如何理解阴阳呢？

从字面上理解"阴阳"二字，其实是很简单的。比如"阴"被拆分为"阝"和"月"；"阳"被拆分为"阝"与"日"。"阴"因为有"月"，所以意味着背向日光；而"阳"因为有"日"，所以代表着面向日光。

中国古代的哲学家们认为，因为阳光照耀大地、给万物以能量，促使万物运动。因此，一般而言，凡是运动的、向外的、上升的、温热的、明亮的都属于阳；相对静止的、内守的、下降的、寒冷的、晦暗的都属于阴。譬如，以天地而言，天气轻清为阳，地气重浊为阴；以水火而言，水性寒而润下属阴，火性热而炎上属阳。

2. 阴阳的相互关系

《素问·阴阳应象大论》提及："阴阳者，天地之道，万物之纲纪，变化之父母，生杀之本始，神明之府也。"意思是说：阴阳是天地万物生杀变化的规律。阐明了宇宙间一切事物的生长、发展和消亡，都是事物阴阳两个方面不断运动和相互作用的结果。世界上的一切事物都有其相对的事物（意即阴阳），阴阳二者之间存在着对立制约、互根互用、消长平衡及相互转化等四个方面的规律。

对立制约是指世间一切事物或现象都存在着相互对立的阴阳两个方面，二者相互制约。比如水属阴、火属阳，水火表面是不相融，但水可以灭火，火又可以把水蒸发，这就是对立制约。

而对立的阴阳双方又是互相依存的，任何一方都不能脱离另一方而单独存在。比如上为阳，下为阴，而没有上也就无所谓下；热为阳，冷为阴，而没有冷同样就无所谓热。所以可以说，阳依存于阴，阴依存于阳，每一方都以其相对的另一方的存在为自己存在的条件。这就是阴阳互根。

阴阳之间的对立制约、互根互用并不是一成不变的，而是始终处于一种消长变化过程中的，阴阳在这种消长变化中达到动态的平衡。这种消长变化是绝对的，而动态平衡则是相对的。比如白天阳盛，人体的生理功能也以兴奋为主；而夜间阴盛，机体的生理功能相应的以抑制为主。从子夜到中午，阳气渐盛，人体的生理功能逐渐由抑制转向兴奋，即阴消阳长；而从中午到子夜，阳气渐衰，则人体的生理功能由兴奋渐变为抑制，这就是阳消阴长。

阴阳双方在一定的条件下还可以互相转化，即所谓物极必反。《灵枢·论疾诊尺》说："四时之变，寒暑之胜，重阴必阳，重阳必阴，故阴主寒，阳主热，故寒甚则热，热甚则寒。"说明冬天属于阴、夏天属于阳，春夏秋冬一年四季的转化过程就是阴阳的消长平衡过程。由春温到夏热，阳长阴消与阴逐渐转化为阳相互伴随，发展到夏热之极点，就是向寒凉转化的起点，其后阳渐消而阴渐长，阳也逐渐转化为阴；秋凉到冬寒，阴长阳消与阳逐渐转化为阴相伴相随，发展到冬寒之极点，就是向温暖转化的起点，其后阴渐消而阳渐长，阴也逐渐转化为阳。如此往复循环，年复一年。

可以说，阴阳消长是一个量变的过程，而阴阳转化则是质变的过程。阴阳消长是阴阳转化的前提，而阴阳转化则是阴阳消长发展的结果。

《素问·阴阳应象大论》曰："阴阳者，天地之道，万物之纲纪，变化之父母，生杀之本始，神明之府也。"阴阳是自然界事物运动变化的基本规律和普遍法则，是认识万物之纲领，是事物发生、发展、衰退、消亡的根本。疾病作为万事万物运动变化的现象之一，自然也遵循阴阳对立统一的法则，故医生在认识人体、诊治疾病时，就必须寻求阴阳变化之本。

3. 说明人体结构

人体所有结构既是有机联系的，又可根据阴阳学说而划分为阴阳两部分。就人体部位而言，人体上部为阳、下部为阴，体表为阳、体内为阴。就其背腹而言，背部为阳，腹部为阴。就四肢而言，四肢外侧为阳，内侧为阴。就筋骨皮肤而言，皮肤在外为阳，筋骨在内为阴。就五脏六腑而言，六腑传化物而不藏为阳，五脏藏精气而不泄为阴。就五脏而言，心、肺居于上焦故为阳，肝、脾、肾居于中焦故为阴。就具体脏腑而言，心又分心阴、心阳，肾有肾阴、肾阳等。

总之，人体组织的上下，内外表里，前后各部分之间以及内脏之间，无不包含着对立统一。

4. 解释病理状态

（1）生理状态

阳气和阴精的运动贯穿于整个人体的生命活动。人体的阴阳保持相对的平衡，以维持正常的生理功能活动。阴精是阳气的物质基础，阳气是阴精的功能表现，阳气固卫于外，而阴精守护于内，只有这样相互依赖，相互生成的阴阳互根，才能保持人的精神充沛。正如《素问·阴阳应象大论》所述："阴在内，阳之守也；阳在外，阴之使也。"

同时，机体的阴阳二者并不是处于静止和不变的状态，而是始终处于不断的运动变化之中。《素问·生气通天论》说："阴阳之要，阳密乃固……因而和之，是谓圣度。故阳强不能密，阴气乃绝；阴平阳秘，精神乃治，阴阳离决，精神乃绝。"由此可知，阴阳的协调与离决，是直接关系到人体健康与疾病，生存和死亡的，说明调和阴阳在保持健康、防止疾病的发生和发展中是非常重要的。

一旦人体的阴阳失调，不能保持相对的平衡，就会出现阴精虚衰、阳气亢盛或阳气衰微、阴邪过盛的情况，从而发生病变。或者由于阳气不固，遭受外邪的侵袭以及暴饮暴食，劳累过度等因素破坏了阴阳平衡，也会发生病变。诚如《素问·阴阳应象大论》所说的"阴胜则阳病，阳胜则阴病。阳胜则热，阴胜则寒"和《素问·调经论》所说的"阳虚则外寒、阴虚则内热；阳盛则外热、阴盛则内寒"等。

（2）阴阳偏胜

阴或阳的偏盛，主要是指"邪气盛则实"的实证病机。病邪侵入人体，在性质上，必从其类，即阳邪侵袭人体，则邪并于阳，而形成机体的阳偏胜；阴邪侵袭人体则邪并于阴，而形成机体的阴偏胜。

阳胜则热，指阳主动，主升而为热，所以阳偏胜时，多见机体的功能活动亢奋、代谢亢进，机体反应性增强，热量过剩的病理状态，患者容易出现高热、烦渴、面红、尿赤、便干、苔黄、脉数等临床表现。亦称为"阳盛则外热"。

阴胜则寒，指阴主静，主内收而为寒，故在阴偏胜时，多见机体的功能活动代谢低下，热量不足，以及病理性代谢产物积聚等阴寒内盛的病理状态。患者容易出现手足逆冷、恶寒怕风、小便清长、大便溏泻、面白、脉迟等临床表现。亦称"阴盛则内寒"。

（3）阴阳偏衰

阴或阳的偏衰，是指"精气夺则虚"的虚证。所谓"精气夺"，包括了机体的精、气、血、津液等基本物质的不足及其生理功能的减退，同时也包括了脏腑、经络等生理功能的减退和失调。

阳虚则寒，指机体阳气虚损，功能减退或衰弱，机体反应性低下，代谢活动减退，热量不足的病理状态，同时由于人体在阳气虚损条件下，不能制约阴，则阴相对偏盛，表现为面色苍白、畏寒肢冷、舌淡脉迟等寒象，亦可见到倦卧神疲、小便清长、下利清谷等虚象。

阴虚则热，指由于机体体内津液、精血等阴液亏少，滋润、制约阳热的功能减退，致使阴不制阳，机体得不到相应的濡润滋养，从而表现出全身性虚热、五心烦热、骨蒸潮热、消瘦、盗汗、口干、舌红、脉细数等一派干燥不润的症状。

（4）指导疾病诊断

在疾病诊断过程中，只有分清阴阳，才能真正地抓住疾病的本质，做到执简驭繁。所以辨别阴证、阳证是疾病诊断的基本原则，在临床上具有重要的意义。

在脏腑辨证中，脏腑气血阴阳失调可表现出许多复杂的证候，但不外阴阳两大类，如在虚证分类中，心有气虚、阳虚、血虚、阴虚之分，前者属阳虚范畴，后者属阴虚范畴。具体来说，如面色色泽鲜明者属阳，面色晦暗者属阴；语声高亢洪亮者属阳，语声低微无力者属阴；呼吸有力、声高气粗者属阳，呼吸微弱、声低气怯者属阴；口渴喜冷者属阳，口渴喜热者属阴；脉之浮、数、洪、滑等属阳，沉、迟、细、涩等属阴。

5. 指导疾病防治

阴阳学说认为，如果人体的阴阳变化与自然界四时阴阳变化协调一致，就可以延年益寿，因而主张人体应顺应自然，做到春夏养阳，秋冬养阴，精神内守，饮食有节，起居有常，如《素问·上古天真论》提倡的"法于阴阳，和于术数"，借以保持机体内部以及机体内外界环境之间的阴阳平衡，达到增进健康、预防疾病的目的。

由于疾病发生发展的根本原因是阴阳失调，因此调整阴阳、补偏救弊，促使阴平阳秘，恢复阴阳相对平衡，是疾病治疗的基本原则。

（1）确定治疗原则

阴阳学说用以指导疾病的治疗，一是确定治疗原则，二是归纳药物性能。

阴阳偏盛，即阴或阳的过盛有余，为有余之证（实证），故对阴阳偏盛之证，采用"损其有余"或"实者泻之"的原则。如阳盛则热属实热证，宜用寒凉药以制其阳，治热以寒，即"热者寒之"。而对于阴胜则寒的实寒证，宜用温热药以制其阴，即"寒者热之"。

阴阳偏衰，即阴或阳的虚损不足，或为阴虚，或为阳虚。对此虚证，采用"补其不足，虚者补之"的治疗原则。如阴虚不能制阳而致阳亢者，属虚热证，治当滋阴以抑阳，而对于阳虚，功能减退或衰弱，代谢活动减退者，属于虚寒证，治当扶阳补虚，使阴阳偏衰的异常现象回归于平衡的正常状态。

（2）归纳药物性能

治疗疾病，不但要有正确的诊断和确切的治疗方法，同时还必须熟练地掌握药物的性能，只有选用适宜的药物，才能收到良好的疗效。因此阴阳学说也可用来概括药物的性味功效，作为指导临床用药的依据。

药物的性能主要依据其气（性），味和升降沉浮来决定。药性主要指寒、热、温、凉四种，又称"四气"。其中寒凉属阴（凉次于寒），温热属阳（温次于热）。能减轻或消除热证的药物，一般属于寒性或凉性，如黄芩、栀子等。反之，能减轻或消除寒证的药物，一般属于温性或热性，如附子、干姜之类。

五味之中，辛味能散、能行，甘味能益气，故辛甘属阳，如桂枝、甘草等；酸味能收，苦味能泻下，故酸苦属阴，如黄连、龙胆草等；淡味能渗泄利尿（物质的浓淡对比而言，浓属阴，淡属阳），故属阳，如茯苓、泽泻；咸味药能润下，故属阴，如芒硝等。

按药物的升降浮沉特性分，药物质轻，具有升浮作用的属阳，如玫瑰花、薄荷等；药物质重，具有沉降作用的属阴，如珍珠母、牡蛎等。

治疗疾病，就是根据病情的阴阳偏盛偏衰，确定治疗原则，再结合药物的阴阳属性和作用，选择相应的药物，从而达到《素问·至真要大论》所要求的"谨察阴阳所在而调之，以平为期"的治疗目的。

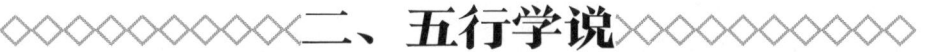

二、五行学说

1. 五行的基本含义

五行是中国古代道家的一种系统观，广泛用于中医学、堪舆、命理、相术和占卜等方面。五行的意义包涵阴阳演变过程的五种基本动态：水（代表润下）、火（代表炎上）、金（代表收敛）、木（代表伸展）、土（代表中和）。如《尚书·洪范》记载："五行，一曰水，二曰火，三曰木，四曰金，五曰土。水曰润下，火曰炎上，木曰曲直，金曰从革，土爰稼穑。润下作咸，炎上作苦，曲直作酸，从革作辛，稼穑作甘。"意思是指，水具有向下的特性；火具有温热上升的特性；木具有枝干曲直，向外扩展的特性；金具有皮革一样的性质，能够定型，坚韧强硬；土有种植和收获农作物的作用。向下湿润的水产生咸味，向上燃烧的火产生苦味，可曲可直的木产生酸味，顺从变革的金产生辛味，土壤里种植的百谷产生甜味。

古人把宇宙间的一切事物都可以被划分为木、火、土、金、水五种性质，认为自然界各种事物和现象的发展、变化，都是这五种不同的条件不断运动和相互作用的结果，并且创造了五行之间的相生相克理论，也就是现在常说的"五行学说"。

五行学说在中医学的应用，主要是以五行的特性来分析归纳人体脏腑、经络、形体、官窍等组织器官和精神情志等各种功能活动，构建以五脏为中心的生理病理系统，进而与自然环境相联系，建立天人一体的五脏系统，并以五行的生克制化规律来分析五脏之间的生理联系，以五行的乘侮和母子相及规律来阐释五脏病变的相互影响，指导疾病的诊断和防治。

因此，五行学说作为中医学主要的思维方法在中医学理论体系的建立中起着重要作用，而且还对中医临床实践具有重要指导意义。

2. 说明人体结构

中医学认为，"肝、心、脾、肺、肾"五脏因其具有生化和储藏精、气、血、津液和神的特点，对维持人体生命活动具有重要作用。根据五行的生理特性可以用来归纳五脏的五行属性，木性可曲可直，条顺畅达，有生发的特性，而肝喜条达而恶抑郁，有疏泄的功能，故属木；火性温热，其性炎上，心阳有温煦之功，故心属火；土性敦厚，有生化万物的特性，脾有消化水谷，运送精微，营养五脏、六腑、四肢百骸之功，为气血生化之源，故脾属土；金性清肃，收敛，肺具清肃之性，肺气有肃降之能，故肺属金；水性润下，有寒润、下行、闭藏的特性，肾主闭藏，有藏精、主水等功能，故肾属水。人有五官，内通五脏的外窍，如肾与耳相通，肝与目相通，肺与鼻相通，心与舌相通，脾与口相通。

人体有皮、肉、脉、筋、骨，也分属五脏所主管，肺主皮毛，脾主肌肉，心主脉，肝主筋，肾主骨。

可见人体的脏腑组织器官无不与五脏相互联系而构成了复杂而稳定的网络关系，故五行学说，将六腑、五季、五方、五体、五液、五志、五色、五味、五官、五华、五气、五化、五音、五藏与五行相合。

以肝为例，《素问·阴阳应象大论》言及"东方生风，风生木，木生酸，酸生肝，肝生筋……肝主目"，《素问·金匮真言论》记载"东方青色，入通于肝，开窍于目，藏精于肝，其病惊骇，其味酸，其类草木……是以知病之在筋也"，这样把自然界的东方、春季、青色、风气、酸味等，通过五行的木与人体的肝、筋、目联系起来，构筑了联系人体内外的肝木系统，体现了天人相应的整体观念。

因此，中医学运用五行学说，以系统结构观点来观察人体，阐述人体局部与局部、局部与整体之间的有机联系，以及人体与外界环境的统一，加强了中医学整体观念的论证，对中医学特有理论体系的形成，起到了巨大的推动作用。

3. 解释脏腑生理功能

五脏六腑作为人体的核心脏器，主宰着人体的生命活动。五脏与六腑相互配合，中医学中称为"相合"，又叫"互为表里"，脏为阴属里，腑为阳属表。以五脏为核心，配合六腑，主管五体，开窍五官，相互联系，内外沟通，形成了人体的生命整体现象。

《素问·灵兰秘典论》云："心者，君主之官，神明出焉；肺者，相傅之官，治节出焉；肝者，将军之官，谋虑出焉；脾胃者，仓廪之官，五味出焉；肾者，作强之官，伎巧出焉。"由此可见，五脏各有职能。心脏如同君主，主宰全身，人的精神、意识、思维活动都是由心脏发生，同时是全身血脉的总枢纽，心通过血脉将气血运送于周身。肺脏如同丞相，辅佐君主，主管一身之气并调节着全身的活动。肝脏如同将军，勇武能出谋划策，肝主疏泄，能调节人的情志活动，协助脾胃消化，肝藏血，有贮藏血液、调节血量的作用。脾胃如同主管后勤粮草的官员，饮食五味靠它进行消化吸收，为气血生化之源，并运送到全身，故有"后天之本"之称。肾是大力士，肾藏精，能够使人发挥强力而产生各种"伎巧"，故有"先天之本"之称。

《素问·灵兰秘典论》对于六腑的生理功能也做出了如下的论述，"胆者，中正之官，决断出焉；膻中者，臣使之官，喜乐出焉；大肠者，传道之官，变化出焉；小肠者，受盛之官，化物出焉；三焦者，决渎之官，水道出焉；膀胱者，州都之官，津液藏焉，气化则能出矣"。指出六腑的"腑"，有"府舍"的意思，是空腔的器官，主要作用是输送营养、排泄糟粕、参与水液代谢等。胆为中正之官，它能输泻胆汁；膻中，维护着心而接受其命令，是臣使之官，心志的喜乐，靠它传布出来；大肠是传导之官，它能传送食物的糟粕，使其变化为粪便排出体外；小肠是受盛之官，它承受胃中下行的食物而进一步分清化浊；三焦，是决渎之官，它能够通行水道；膀胱是州都之官，蓄藏津液，通过气化作用，方能排除尿液。

《素问·灵兰秘典论》同时指出："凡此十二官者，不得相失也。故主明则下安，以此养生则寿，殁世不殆，以为天下则大昌。主不明则十二官危，使道闭塞而不通，形乃大伤，以此养生则殃……"进一步说明以上五脏六腑，虽有分工，但其作用应该协调而不能相互脱节。君主如果明智顺达，则下属也会安定正常，用这样的道理来养生，就可以使人长寿，终生不会发生危殆，用来治理天下，就会使国家昌盛繁荣。君主如果不明智顺达，那么，包括其本身在内的十二官就都要发生危险，各器官发挥正常作用的途径闭塞不通，形体就要受到严重伤害。在这种情况下，谈养生续命是不可能的，只会招致灾殃，缩短寿命。

4. 生克理论解释脏腑生理联系

中医学认为五行之间存在着相生相克的关系与规律，没有相生就没有事物的发生和成长，没有相克就不能维持事物在发展和变化中的平衡与协调，任何事物内部以及事物之间的关系都存在生和克不可分割的两个方面，并且生中有克，克中有生，互为因果，相反相成，互相为用，推动和维持着事物的正常的发生、发展与变化。

五行相生，是指木、火、土、金、水之间存在着有序的递相资生、助长和促进的关系。五行相生规律是木生火，火生土，土生金，金生水，水生木。

五行相克，是指木、火、土、金、水之间存在着有序的递相克制、制约的关系。五行相克的次序则是木克土，土克水，水克火，火克金，金克木。

（1）五行相生说明五脏之间的资生关系

木生火，即肝木济心火，肝藏血，心主血脉，肝藏血功能正常有助于心主血脉功能的正常发挥。火生土，即心火温脾土，心主血脉、主神志，脾主运化、主生血、统血，心主血脉功能正常，血能营脾；脾才能发挥主运化、生血、统血的功能。土生金，即脾土助肺金，脾能益气，化生气血，传输精微以充肺，促进肺主气的功能，使之宣肃正常。金生水，即肺金养肾水，肺主清肃，肾主藏精，肺气肃降有助于肾藏精、纳气、主水之功。水生木，即肾水滋肝木，肾藏精，肝藏血，肾精可化肝血，以助肝功能的正常发挥。这种五脏相互滋生的关系，就是用五行相生理论来阐明的。

（2）五行相克说明五脏之间的制约关系

心属火，肾属水，水克火，即肾水能制约心火，如肾水上济于心，可以防止心火之亢烈。肺属金，心属火，火克金，即心火能制约肺金，如心火之阳热，可抑制肺气清肃之太过。肝属木，肺属金，金克木，即肺金能制约肝木，如肺气清肃太过，可抑制肝阳的上亢。脾属土，肝属木，木克土，即肝木能制约脾土。如肝气条达，可疏泄脾气之壅滞。肾属水，脾属土，土克水，即脾土能制约肾水，如脾土的运化，能防止肾水的泛滥。

（3）五行制化说明五脏之间的协调平衡

依据五行学说，五脏中的每一脏都具有生我、我生和克我、我克的生理联系。五脏之间的生克制化，说明每一脏在功能上因有他脏的资助而不至于虚损，又因有他脏的制约和克制，而不致于过亢。本脏之气太盛，则有他脏之气制约；本脏之气虚损，则又可由他脏之气补之。如脾（土）之气，其虚，则有心（火）生之，其亢，则有肝（木）克之；肺（金）气不足，脾（土）可生之；肾（水）气过亢，脾（土）可克之。这种制化关系把五脏紧紧联系成一个整体，从而保证了人体内环境的统一。

（4）运用生克理论解释脏腑病理联系

五行学说，不仅可用以说明在生理情况下脏腑间的相互联系，而且也可以说明在病理情况下脏腑间的相互影响。某脏有病可以传至他脏，他脏疾病也可以传至本脏，这种病理上的相互影响称之为传变。以五行学说阐释五脏病变的相互传变，可分为相生关系的传变和相克关系的传变两类。

一是相生关系的传变。包括"母病及子"和"子病及母"两个方面。母病及子，即母脏之病传及子脏，最终导致母子两脏皆虚的病证。如肾属水，肝属木，水能生木，故肾为母脏，肝为子脏。肾病及肝，即属"母病及子"。临床常见的因肾精不足不能资助肝血而致的肝肾精血亏虚证，肾阴不足不能涵养肝木而致的肝阳上亢证，肾阳不足不能资助肝阳而致的少腹冷痛证，皆属母病及子的传变。子病及母，是指疾病的传变，从子脏传及母脏。如肝属木，心属火，木能生火，故肝为母脏，心为子脏。心病及肝，即是"子病及母"。临床常见的因心血不足累及肝血亏虚而致的心肝血虚证，因心火旺盛引动肝火而形成心肝火旺证，皆属子病及母。

二是相克关系的传变。"乘"为相克之有余，而危害于被克者，也就是某一行对其"所胜"过度克制。相乘，就是相克太过致病。引起五脏相乘的原因有二：一是某脏过盛，而致其所胜之脏受到过分克伐；二是某脏过弱，不能耐受其所不胜之脏的正常克制，从而出现相对克伐太过。

如以肝木和脾土之间的相克关系而言，相乘传变就有"木旺乘土"（即肝气乘脾）和"土虚木乘"（即脾虚肝乘）两种情况。由于肝气郁结或肝气上逆，影响脾胃的运化功能而出现胸胁苦满、脘腹胀痛、泛酸、泄泻等表现时，称为"木旺乘土"。反之，先有脾胃虚弱，不能耐受肝气的克伐，而出现头晕乏力、纳呆嗳气、胸胁胀满、腹痛泄泻等表现时，称为"土虚木乘"。

"侮"为被克者有余，而反侮其克者，也就是某一行对其"所不胜"的反克。相侮，是反向克制致病。形成五脏相侮亦有两种情况，即太过相侮和不及相侮。

太过相侮，是指由于某脏过于亢盛，导致其所不胜无力克制而反被克的病理现象。例如：肺金本能克制肝木，由于暴怒而致肝火亢盛，肺金不仅无力制约肝木，反遭肝火之反向克制，而出现急躁易怒，面红目赤，甚则咳逆上气，咯血等肝木反侮肺金的症状，称为"木火刑金"。

不及相侮，是指由于某脏虚损，导致其所胜之脏出现反克的病理现象。如脾土虚衰不能制约肾水，出现全身水肿，称为"土虚水侮"。

五行之间存在着"相乘""相侮"的病理状态，二者均为破坏相对协调统一的异常表现。乘与侮，都凭其太过而乘袭或欺侮。

总之，五脏病变的相互影响，可用五行的乘侮和母子相及规律来阐释。如肝脏有病，病传至心，为母病及子；病传至肾，为子病及母；病传至脾，为乘；病传至肺，为侮。

临床实际中，相乘和相侮是休戚相关的，是一个问题的两个方面，如《素问·五运行大论》记载："气有余，则制己所胜而侮所不胜，其不及，则己所不胜侮而乘之，己所胜轻而侮之。"我们时常运用五行相乘相侮的制化理论指导脏腑之间的病理关系。

如木旺乘土，即肝木克伐脾胃，先有肝的病变，后有脾胃的病变。由于肝气横逆，疏泄太过，影响脾胃，导致消化功能紊乱，肝气横逆，则现眩晕头痛、烦躁易怒、胸闷胁痛等症状；及脾则表现为脘腹胀痛、厌食、大便溏泄或不调等脾虚之候；及胃则表现为纳呆、嗳气、吞酸、呕吐等胃失和降之证。相反，如木火刑金，由于肝火偏旺，影响肺气清肃，临床表现既有胸胁疼痛、口苦、烦躁易怒、脉弦数等肝火过旺之证，又有咳嗽、咳痰，甚或痰中带血等肺失清肃之候。

5. 指导疾病诊断

人体是一个有机整体，当内脏有病时，人体内脏功能活动及其相互关系的异常变化，可以反映到体表相应的组织器官，出现色泽、声音、形态、脉象等诸方面的异常变化。

由于五脏与五色、五音、五味等都以五行分类归属形成了一定的联系，这种五脏系统的层次结构，为诊断和治疗奠定了理论基础。因此，在临床诊断疾病时，就可以综合望、闻、问、切四诊所得的材料，根据五行的所属及其生克乘侮的变化规律，来推断病情。

（1）确定病变的部位

《难经·六十一难》说："望而知之者，望见其五色，以知其病。闻而知之者，闻其五音，以别其病。问而知之者，问其所欲五味，以知其病所起所在也。切脉而知之者，诊其寸口，视其虚实，以知其病，病在何脏腑也。"通过本脏所主之色、味、脉来诊断本脏之病。如面见青色，喜食酸味，脉见弦象，可以诊断为肝病；面见赤色，口味苦，脉象洪，可以诊断为心火亢盛。若脾虚病人，而面见青色，为木来乘土，是肝气犯脾；心脏病人，而面见黑色，为水来乘火，多见于肾水上凌于心等等。

（2）推断病情的顺逆

由于内脏疾病及其相互关系的异常变化，皆可从面部色泽的变化中表现出来。因此，我们可以根据"主色"和"客色"的变化，以五行的生克关系为基础，来推测病情的顺逆。"主色"是指五脏的本色，"客色"为应时之色。"主色"胜"客色"，其病为逆；反之，"客色"胜"主色"，其病为顺。清代吴谦《医宗金鉴·四诊心法要诀》说："肝青心赤，脾脏色黄，肺白肾黑，五脏之常。脏色为主，时色为客。春青夏赤，秋白冬黑，长夏四季色黄。常则客胜主善，主胜客恶。"

（3）推断病情的预后

五行学说还将色诊和脉诊结合起来，即色脉合参，结合五行生克规律来推断疾病的预后。如肝病色青而见弦脉，色脉相符；如果不得弦脉而反见浮脉，则属相胜之脉，即克色之脉，为逆，预后不佳；若得沉脉，则属相生之脉，即生色之脉，为顺，预后较好。如《灵枢·邪气藏府病形》所说："见其色而不得其脉，反得其相胜之脉，则死矣。得其相生之脉，则病已矣。"

6. 指导疾病治疗

五行学说指导疾病的治疗，主要表现在根据药物的色、味，按五行归属指导脏腑用药；按五行的生、克、乘、侮规律，控制疾病的传变和确定治则治法；指导针灸取穴和情志疾病的治疗等几个方面。

（1）指导脏腑用药

不同的药物，有不同的颜色与气味。以颜色分，有青、赤、黄、白、黑五色；以气味辨，则有酸、苦、甘、辛、咸五味。药物的五色、五味与五脏的关系是以天然色味为基础，以其不同性能与归经为依据，按照五行归属来确定的。即青色、酸味入肝，赤色、苦味入心，黄色、甘味入脾，白色、辛味入肺，黑色、咸味入肾。如酸枣仁、白芍味酸，入肝经以补肝之精血；丹参味苦，色赤，入心经以活血安神；桑白皮色白，味辛，入肺经以清肺热；山药色黄，味甘，以补益脾气；旱莲草、何首乌色黑，味咸，入肾经以滋养肾阴等。

临床脏腑用药，除色味外，还必须结合药物的四气（寒、热、温、凉）和升降浮沉等理论综合分析，辨证应用。

（2）控制疾病的传变

根据五行生克乘侮理论，五脏中一脏有病，可以传及其他四脏而发生传变。如肝有病可以影响到心、肺、脾、肾等脏。心、肺、脾、肾有病也可以影响肝脏。不同脏腑的病变，其传变规律不同。因此，临床治疗时除对所病本脏进行治疗之外，还要依据其传变规律，治疗其他脏腑，以防止其传变。如肝气太过，或郁结或上逆，木亢则乘土，病将及脾胃，此时应在疏肝平肝的基础上预先培其脾气，使肝气得平，脾气得健，则肝病不得传于脾。如《难经·七十七难》所说："见肝之病，则知肝当传之于脾，故先实其脾气。"这里的"实其脾气"，是指在治疗肝病的基础上佐以补脾、健脾。

（3）确定治则治法

依据五行相生规律确定治则和治法。临床上运用五行相生规律来治疗疾病，其基本治疗原则是补母和泻子，即"虚则补其母，实则泻其子"（《难经·六十九难》）。

补母，是指一脏之虚证，不仅须补益本脏以使之恢复，同时还要依据五行相生的次序，补益其"母脏"，通过"相生"作用而促其恢复。补母适用于母子关系的虚证。如肝血不足，除须用补肝血的药物（如白芍等）外，还可以用补肾益精（如何首乌等）的方法，通过"水生木"的作用促使肝血的恢复。

泻子，是指一脏之实证，不仅须泻除本脏亢盛之气，同时还可依据五行相生的次序，泻其"子脏"，通过"气舍于其所生"的机制，以泻除其"母脏"的亢盛之气。泻子适用于母子关系的实证。如肝火炽盛，除须用清泻肝火的药物（如龙胆草、柴胡等）外，还可用清泻心火（如生地黄、木通等）的方法，通过"心受气于肝""肝气舍于心"的机制，以消除亢盛的肝火。

依据五行相生规律确定的治法，常用的有滋水涵木法、益火补土法、培土生金法和金水相生法四种。

滋水涵木法是滋肾阴以养肝阴的治法，又称滋肾养肝法、滋补肝肾法。适用于肾阴亏损而肝阴不足，甚或肝阳上亢之证。

益火补土法是温肾阳以补脾阳的治法，又称温肾健脾法、温补脾肾法。适用于肾阳衰微而致脾阳不振之证。

培土生金法是健脾生气以补益肺气的治法。主要用于脾气虚衰，生气无源，以致肺气虚弱之证，若肺气虚衰，兼见脾运不健者，亦可应用。

金水相生法是滋养肺肾之阴的治法，亦称滋养肺肾法。主要用于肺阴亏虚，不能滋养肾阴，或肾阴亏虚，不能滋养肺阴的肺肾阴虚证。

（4）指导情志疾病的治疗

人的情志活动，属五脏功能之一，而情志活动异常，又会损伤相应内脏。由于五脏之间存在相生相克的关系，故人的情志变化也有相互抑制作用。临床上可以运用不同情志变化的相互抑制关系来达到治疗目的。

如《素问·阴阳应象大论》记载"怒伤肝，悲胜怒……喜伤心，恐胜喜……思伤脾，怒胜思……忧伤肺，喜胜忧……恐伤肾，思胜恐"，这就是情志病治疗中的所谓"以情胜情"之法。

以五行生克规律阐释疾病的治疗，有其一定的实用价值，但是并非所有疾病的治疗都能用五行生克规律来解释。临床上既要正确地掌握五行生克规律，又要根据具体病情进行辨证论治。

◇三、邪之所凑，其气必虚的中医发病观◇

前些年，当禽流感、甲型H1N1流感等不时出现的时候，让人们感觉到这些病毒的凶猛。我们不难发现，生活在同样环境和条件下的人们，有的很快被这些传染病击倒，而有的人则丝毫不受影响，除了注意卫生、预防是否得当的差异外，大多数人认为不同个体在面对同一病毒时，患病与否的关键因素不仅与病毒的侵袭力有关，更与个体的免疫力强弱差别密切相关。

人体免疫力体现的是免疫系统的运转状况，而免疫系统是由免疫器官、免疫细胞及免疫因子所组成。免疫细胞、免疫因子分布全身，川流不息，形成一个相互制约的网络，抵抗细菌、病毒的入侵，清除体内损伤及衰老的细胞，维持机体内环境的稳定。免疫力（抵抗力）强的人，即使病菌或病毒侵入到体内，也能通过自身的抵抗力把病菌或病毒消灭。

我们所生活的自然环境中，无不充斥着各式各样的病毒、细菌、真菌以及其他尚未发现的、肉眼看不见的微生物，其种类之繁多，数目之庞大，超乎我们的想象。研究发现，人体体表及体内存在大量的微生物，如人体皮肤表面，每平方厘米就有大约 10 万个细菌；而口腔中的细菌种类则超过 500 多种；在肠道，微生物总量达 100 万亿个，而粪便干重的 1/3 是细菌，每克粪便的细菌总数为 1000 亿个；每个喷嚏的飞沫则含4500~150000 个细菌。可以说，微生物无处不在，我们无时无刻不生活在"微生物的海洋"中。

有趣的是，在时时刻刻与微生物"共舞"的生活状态下，人体是如何有效地抵御病原微生物的侵袭而保持健康的呢？答案就是《素问遗篇·刺法论》记载的"正气存内，邪不可干"。

中医学认为，人体的健康有赖于机体内外、表里、上下各部的物质与物质，功能与功能，功能与物质之间的协调平衡。疾病的发生及其发展过程实际上就是机体阴阳失调的结果，具体表现为正气与邪气的斗争。

正气是指人体抗邪的能力，是整个机体的结构与功能（包括脏腑、经络、气血等功能），包括人体对疾病的抵抗力等，通常简称为"正"。邪气则泛指各类致病因素，如外感六淫的风、寒、暑、湿、燥、火，或者是内伤七情的喜、怒、忧、思、悲、恐、惊，通常简称为"邪"。正气与邪气作为疾病发生过程中的一对基本矛盾。

正常生理情况下，人体脏腑功能正常，正气旺盛，气血充盈流畅，卫外固密，外邪难以入侵，内邪难于产生，就不会发生疾病。故《素问遗篇·刺法论》说："正气存内，邪不可干。"与之相反，邪气之所以能够侵袭人体而发病，是因为正气虚弱，抗邪无力，因而，正气不足是疾病发生、发展的前提，居于主导地位。当人体脏腑功能失调，正气相对虚弱，卫外不固的情况下，或人体阴阳失衡，病邪内生，或外邪乘虚而入，均可使人体脏腑组织经络官窍、功能紊乱，从而发生疾病，即《素问·评热病论》所说的："邪之所凑，其气必虚。"

接下来，我们一起看看，中医学是如何看待疾病的发生与发展。

1. 邪实正虚与发病

如上所述，人体之所以会发病，与"邪气"起主要作用密切相关以外，一般是内外两个因素相合才能产生疾病。如《灵枢·百病始生》指出："风雨寒热，不得虚，邪不能独伤人。"又指出："卒然逢疾风暴雨而不病者，盖无虚，故邪不能独伤人，此必因虚邪之风，与其身形，两虚相得，乃客其形。"说明即使有外邪这个条件，如果不是遇到体质虚弱的人，外邪不可能单独影响人体，造成疾病的发生，换句话说，有时人遭到外邪的袭击，而不发生疾病，主要是人体不虚。但凡疾病的形成，必因其人正气素虚，再遇到邪气，两种条件相合而发病。

2. 先天禀赋与发病

《灵枢·寿夭刚柔》指出："人之生也，有刚有柔，有弱有强，有短有长，有阴有阳。"这说明人体禀赋存在着生理上的差异性，禀赋强弱对于疾病的发生、发展具有一定的意义。在先天禀赋不易改变的前提下，如能加强后天调养，做到《素问·上古天真论》所言的"虚邪贼风，避之有时"以及《素问遗篇·刺法论》提及的"五疫之至，皆相染易……避其毒气"，无论禀赋强弱基础如何，人体都将筑起一道钢铁长城，不易受到外来邪气的侵袭而发病。

3. 精神状态与发病

《灵枢·本脏》说："志意和则精神专直，魂魄不散，悔怒不起，五脏不受邪矣。"而《素问·阴阳应象大论》则说："喜怒不节，寒暑过度，生乃不固。"提示人体脏腑功能协调，则气血畅通，正气旺盛，不易发生疾病；反之，脏腑失调，气血阻滞，正气相对减弱，邪气易于伤害人体而致病。不难看出，精神状态的变化，将显著影响人体脏腑气血功能的正常活动。

在一般情况下，情志活动是人体对客观世界的一种适应性反应，属于正气活动范畴，所谓"内外调和，邪不能害。"当人体正气本虚，或者七情急剧发生和持久存在，超越了人体生理活动所能调节的范围，出现了"七情太过"时，才会化为邪气，成为有害人体的致病因素。

张景岳在《景岳全书》中记载："气之在人，和则为正气，不和则为邪气，凡表里虚实，逆顺缓急，无不因气而致，故百病生于气。"这指出了情志致病是外界环境事物直接或间接地通过人体的感觉器官，伤及情志所发生的疾病，其关键在于挫伤人体的正气，致使体内气机不和。

因此，欲使"邪不可干"，需保持精神活动的正常状态，从而以维持脏腑气血功能的正常运行和阴阳的平衡，做到"正气存内"。如《素问·上古天真论》说"精神内守，病安从来"，将精神提升到关系人体正气强弱的认识层次，具有极其重要的意义。

4. 运动状态与发病

体育运动可促使气血运行通畅，肌肉得到充足的滋养。《素问·宣明五气》云："久卧伤气，久坐伤肉。"长期不参加体力劳动锻炼，可使气血流行不畅。华佗根据"流水不腐，户枢不蠹"的道理与《内经》"和于术数"的原则创造"五禽戏"，说明各种锻炼方法，不仅对于预防疾病有积极意义，并有治疗上的价值。因此，在全民运动的现代社会中，加强体育锻炼、增强体质，促进气血运行、脏腑调和，不仅有益身体健康、延年益寿，而且有利于放松心绪、健康心理，做到"每天锻炼一小时，快乐生活一辈子"。

5. 饮食起居与发病

饮食有节，起居有常，是保证"正气存内"的重要环节，古人在健康方面很重视饮食起居规律。《素问·上古天真论》云："饮食有节，起居有常，不妄作劳，故能形与神俱，而尽终其天年，度百岁乃去。"又云："以酒为浆，以妄为常……起居无节，故半百而衰也。"对饮食起居有常与否所导致的后果，作了鲜明的对比。

中医学特别重视脾胃的保护，指出"脾为后天之本、气血生化之源"，如果过多食用膏粱厚味，则会损伤脾胃，造成水谷运化失司，最终导致痰湿停聚，诸病遂生的不良后果，李东垣更是直接指出："百病皆由脾胃衰而生也。"因此，重视脾胃养护，保障脾胃健旺是保证"正气存内"的重要环节，也是预防疾病发生的重要基础。

总之，"正气存内，邪不可干"是中医学对疾病发病理论的高度概括，它强调了疾病发生的内在因素，这种学说对认识疾病及指导临床实践，都起着积极作用，并为养生指明了目标。

因此，要想健康长寿，必须保持七情调和，精神愉快，顺其自然，清心寡欲；生活起居有规律，运用适当的保健方法，加强体育锻炼，不妄劳作；饮食宜清淡，使"正气存内，邪不可干"，从而达到延年益寿的目的。

◇◇◇◇◇四、治病求本的中医治疗观◇◇◇◇◇

在日常生活中，我们时常听到一些这样的例子，比如一个人长痤疮（青春痘）了，就会请中医把把脉、看看舌头，有经验的中医师可能会告诉您，这是"上火"，在开副清热泻火中药的基础上，还特别提醒不要吃煎炸烧烤、肥甘厚味的食品，或者采用针灸等传统理疗方法帮助身体泻火，加速"火气"的消退，促进健康的恢复。

在用现代医学语言尚无法诠释中医科学性的今天，中医时常被冠以"中医让人糊里糊涂地活着"的头衔，有的人把这句话看做是对中医的极大否定，但我认为这句话从某种程度或意义上来说，也是对中医的重大肯定。因为这句话的前提是肯定了中医治疗疾病的有效性。当然，这句话同时提出了一个值得我们深入思考的问题，那就是中医为什么能治病，中医又是如何治病的呢？

我们还时常听到另外一句话，"西医治标，中医治本"，我想这句话，应该是对中医的莫大肯定了。意思是说，对于急性病或病情紧急时，选择西医能够快速诊断，而采用的西药在某种意义上仅仅是缓解患者的临床症状而已；但对于慢性病或病情缓解之时，中医能够从根本上进行身体的调理，最后疾病能够得到彻底的治愈。那中医到底是不是可以治本，中医又是如何治本的呢？我认为中医的确是通过治本来治病的！

1. 调和阴阳

正如我们在阴阳学说的理论讲解中曾引用《素问·阴阳应象大论》："阴阳者，天地之道也，万物之纲纪，变化之父母，生杀之本始，神明之府也，治病必求于本。"此段文字指出，人体内部其实就是一个有机统一的整体，在组织结构、生理功能、病理变化上都互相联系、相互协调和相互影响，同时，人体与外界自然环境也是一个相适应的统一整体，并且这统一整体必须符合阴阳平衡的原则。

与之相应，阴阳失调则成为疾病发生与发展的基本机制，所以说，阴阳失调的本质，是人与自然环境、社会环境三者之间的和谐失去了常态。

因此，治疗疾病的基本原则就是"治病必求于本"，就是本于阴阳，亦即调整阴阳，最终实现"阴平阳秘，精神乃治"。

《黄帝内经》中所言"善诊者，察色按脉，先别阴阳"，亦如《丹溪心法》所言"有诸内必形诸外"，在诊治疾病上，中医学要求从整体观念出发，通过查看五官、形态、舌脉等外在表现，判断体内的阴阳变化，进而确定如何治疗，并通过中药、针灸、导引等手段对其进行"损有余，补不足"的纠偏，将人体的脏腑、经络、气血功能调节至正常水平，实现阴平阳秘的气血中和状态。

中医治病的基本原则就是把人看作一个整体，整体治疗，辨证施治，治病必求于本。比如说，同样的腹泻症状，有的人是因为外感风寒，而有的人却是因为饮食不洁，还有的人是因为情绪紧张所致。中医师因其"辨证"结果的不同，而采用了不同的治疗方案，这就是我们常说的"同病异治"，因此从某种意义上来说，中医不是单纯的有病治病，而是在帮助患者调节阴阳，以平为期，以中药的药性来补虚寒、泻旺盛，或以推拿、针灸等疗法来疏通经络，从而促使机体的阴阳达到平衡状态。

2. 改善内环境

据调查有 70%~80% 的女性都有不同程度的乳腺增生，且多见于 25~45 岁的女性。对于这样一种女性常见病、多发病，现代医学多采用外科切除的方式进行处理，但外科手术得等乳腺增生长到足够大才能切除，另外乳腺增生手术后易再发，是不是还得进行第二次、第三次手术？带着这样的困惑，我们来了解一下中医是否可以治疗乳腺增生这样病证？答案是肯定的！理由很简单，能长出来就能够消下去！接下来问题是，中医为什么能够治疗此病？

我们试想，一块木头可以长蘑菇，一块钢板就不会长蘑菇。在体内反复生长的囊肿就类似于蘑菇一样，它一定是在特定的环境中生长起来的，切除方法固然简单易行，但是如果内环境没有得到根本性的改善，该长的、不该长的都会继续生长。

因此，从中医学角度出发，我们认为，乳腺为肝经所过之处，肝主疏泄，具有调畅情志的作用特点，女性由于其生理结构的特点及情绪曲线的作用，使之肝气容易郁滞，久而郁结成痰，结于乳腺，最终形成乳腺增生这样的病变。正是考虑到本病发生的来龙去脉，中医药在治疗本病过程中主要采用疏肝解郁、化痰散结的治疗方法，从调整人体的阴阳平衡，改善人体内环境为入手，实现从根本上治疗本病的目标。

总之，阴阳失衡是疾病产生的根源，中医治病就是应从平衡机体阴阳入手、改善机体内环境，促进机体阴平阳秘、正气存内的协调状态。阴阳平衡，才可健康长寿。

第三讲

养生的基本原则

早在先秦时期，在诸子百家的著作中就已有很多关于养生的论述了，西汉时《黄帝内经》总结了先秦诸子的养生思想，将养生纳入中医理论体系中。如《素问·上古天真论》中记载："上古之人，其知道者，法于阴阳，和于术数，食饮有节，起居有常，不妄劳作，故能形与神俱，而尽终其天年，度百岁乃去。"意思是上古时代的人懂得养生法则，能够顺应天地变化的规律，综合运用吐纳、导引、静坐、气功等养生方法，饮食有节制，起居有规律，不过度劳作，所以能活到百岁尽其天年而终。

　　由此可见，古人在长期的养生实践活动中，通过不断地研究人体生命活动现象和规律，探索衰老的机制，在中国古代哲学和传统文化的影响下，逐渐形成了一系列的养生原则，譬如顺应自然、形神共养、谨和五味等。

一、顺应自然

众所周知，我们在日常生活中，如果遇到紧急情况对人施救时，通常都会用指甲来掐"人中"*，通过对"人中"的刺激，救治中风、中暑、中毒、过敏，以及手术麻醉过程中出现的昏迷、呼吸停止、血压下降、休克等。为什么"人中"是人体重要的急救穴位？这小小的"人中"体现了怎样的中医科学奥秘呢？接下来，让我们从老子的《道德经》中说起。

老子在《道德经》中提到"道生一，一生二，二生三，三生万物"，他认为在地球、宇宙没有形成之前，是一种混沌"一"的状态，是阴和阳的有机结合（阴和阳的统一体）。在"一"不断运动和变化的过程中，形成了清阳为天、浊阴为地的阴阳两极，而后地气上升为云，天气下降为雨，地气的上升与天气的下降，构成了一种"运气"的状态，这种运动着的气的状态，是地球上一切生物产生的根本原因，意即"三生万物"。中医学也以此来解释人作为万物之灵，是地球上最高级的生物，为天地所造就，亦即《素问·宝命全形论》所说的"人禀天地之气而生，法四时而成"。

"人中"顾名思义就是人的中心点，是人的太极点，是人的阴阳交汇中心。天有九星，地有九宫，人有九窍。这里的"九窍"，指的是眼睛、鼻子、耳朵、口、前阴以及后阴。胎儿时期，"九窍不通一窍通"，这"一窍"指的是脐带，通过脐带，胎儿与母亲维持着生命的联系。但婴儿一旦落地，

---

*人中：针灸学里的一个穴位，它位于人的鼻子下方，鼻唇沟中间靠上的部分。具体的位置是在鼻唇沟上三分之一与下三分之二交汇处，也就是鼻唇沟的中间靠上的位置。

则出现了"一窍不通九窍通"，婴儿开始自主呼吸，真正作为一个新的生命开展活动。有趣的是，人的九窍分布正是以"人中"分上下阴阳的。"人中"以上为阳，有两鼻孔、两眼、两耳，"偶数"为阴，居于阳位而双窍，寓"阳中之阴"之义；鼻、耳、眼虽是双窍，但鼻只司气之进出，耳只闻音，眼只观物，"双窍单功能"，寓"阴中之阳"之义；人中以下为阴，有一口，一前阴，一后阴，虽是单窍，但口既能进食，又与说话有关；前阴既能排尿又司生殖；后阴既能排便，又能排气，"单窍双功能"，寓"阳中之阴"之义。人之九窍，"人中"以上都是成双，为三对，都是阴爻，构成正是坤卦；"人中"以下都是成单，为三个，构成乾卦，所以，人之九窍布局正构成地天泰卦。

正是阴阳二气的上下往复运动构成了维持人体生命活动的一种"运气"状态；倘若此时的阴阳之气不相顺接，则无法形成"运气"，人体便处于昏迷的危急状态。

人体一旦出现昏迷、晕厥等危急状态，掐"人中"成为百姓口耳相传的重要急救手段。通过刺激"人中"，可以恢复上下阴阳二气往复运动，调整机体的阴阳"运气"状态，促进人体思维意识活动的清醒。

在"天人合一"整体观的思想指导下，中医学指出人类生存于自然界中，人的生命活动与自然界是息息相关的。

◇◇◇◇◇◇◇◇◇◇ 二、形神共养 ◇◇◇◇◇◇◇◇◇◇

形神合一，又称形与神俱，形神相因，是中医学的生命观。如葛洪在《抱朴子·内篇·至理》中以堤和水、烛和火的关系比喻人体形与神关系时说:"形者,神之宅也。故譬之于堤,堤坏则水不留矣;方之于烛,烛糜则火不居矣。身劳则神散,气竭而命终。"这里指出,形者神之质,神者形之用;形为神之基,神为形之主;无形则神无以生,无神则形不可活;形与神俱,方能尽终天年。因此,养生只有做到形神共养,才能保证生命的健康长寿。

所谓形神共养,是指不仅要注意形体的保养,还要注意精神的摄生,使形体强健,精神充沛,身体和精神得到协调发展,才能保持生命的健康长寿。中医养生强调形神共养,养形以全神,调神以全形,最终达到《素问·上古天真论》所说的"形与神俱,而尽终其天年"。

形神共养,神为首务,神明则形安。神为生命的主宰,宜于清静内守,而不宜躁动妄耗。故中医养生观以调神为第一要义,守神以全形。通过清静养神、四气调神、积精养神、修性怡神、气功练神等,以保持神气的清静,增强身心健康,达到调神和强身的统一。如金代刘完素在《素问病机气宜保命集·原道论》所言:"全生之术,形气贵乎安,安则有伦而不乱;精神贵乎保,保则有要而不耗。故保而养之,初不离于形气精神。"

形体是人体生命的基础,神依附于形而存在,有了形体,才有生命,有了生命方能产生精神活动和具有生理功能。形盛则神旺,形衰则神衰,形谢则神灭。形体的动静盛衰,关系着精、气、神的衰旺存亡。

中医养生学主张动以养形,以形劳而不倦为度,多提倡用劳动、舞蹈、散步、导引、按摩等方式,运动形体,调和气血,疏通经络,通利九窍,防病健身。静以养神,动以养形,动静结合,刚柔相济,以动静适宜为度。形神共养,动静互涵,才符合生命运动的客观规律,有益于强身防病。

三、谨和五味

脾胃为人体后天之本，气血生化之源，脾胃的强弱是决定人之寿夭的重要因素之一。《景岳全书·脾胃》记载的"土气为万物之源，胃气为养生之主；胃强则强，胃弱则弱，有胃则生，无胃则死，是以养生家当以脾胃为先"，指出脾胃健旺，水谷精微化源充盛，则精气充足，脏腑功能强盛，神自健旺。脾胃为气机升降之枢纽，脾胃协调，可促进和调节机体新陈代谢，保证生命活动的正常进行。因此，中医养生学十分重视通过饮食调节等养生调摄方式健运脾胃，实现延年益寿的目的。

《素问·脏气法时论》提到的"五谷为养，五果为助，五畜为益，五菜为充，气味和而服之，以补益精气"，明确指出粮食、蔬菜、肉类、果品等为膳食的主要组成部分，其中又以粮食为主食，肉类为副食，蔬菜、果品为补充。诚如《备急千金要方》所言："食能排邪而安脏腑，悦情爽志以资气血。"

同时，《金匮要略》记载："凡饮食滋味以养于生，食之有妨，反能为害……若得宜则益体，害则成疾，以此致危。"这说明古人已认识到了饮食与人体健康之间存在着宜与忌、利与害的辩证关系。因此，在摄食养生方面，我们还要"谨和五味"，亦即膳食需要谨慎地调和寒、热、温、凉四种性质与酸、苦、甘、辛、咸五种味道，以使人体阴阳、气血、脏腑平衡，确保身体健康。一般说来，体质偏热者，进食宜凉而忌温；体质偏寒者，进食宜温而忌凉；平体之人，进食宜平衡而忌偏。

《吕氏春秋·尽数》说："大甘、大酸、大苦、大辛、大咸，五者充形，则生害矣。"五味过浓要损伤机体，五味过淡不能激发食欲，因而要五味适度，即吃的时候口中舒服，吃了以后心中舒服，排泄时肠中通畅。

如果只图吃的时候口中够味，吃后引发心中难受，排泄困难，则对身体有害无益，这也就是《养生论》提及的"滋味煎其脏腑，醴醪煮其胃肠"的道理。

随着社会经济的快速发展，人民生活水平的不断提高，高血压、糖尿病、高脂血症等临床常见病的患病率呈逐年递增趋势，而饮食失调就是其中的主要病因之一。《黄帝内经》说："饮食自倍，肠胃乃伤。"暴饮暴食除了会损伤肠胃，增加消化器官的负担外，还会让身体在新陈代谢过程中产生的有毒代谢产物越来越多。代谢功能越旺盛，细胞的成熟和死亡也就相应地加快，身体就由此发生各种富贵病。因此，营养过剩并非好事。

因此在"民以食为天"的养生原则中，我们要尽量做到"谨和五味"，既要谨慎地选择食品，又要谨慎地调和各种味道，从而达到饮食养生的目的。

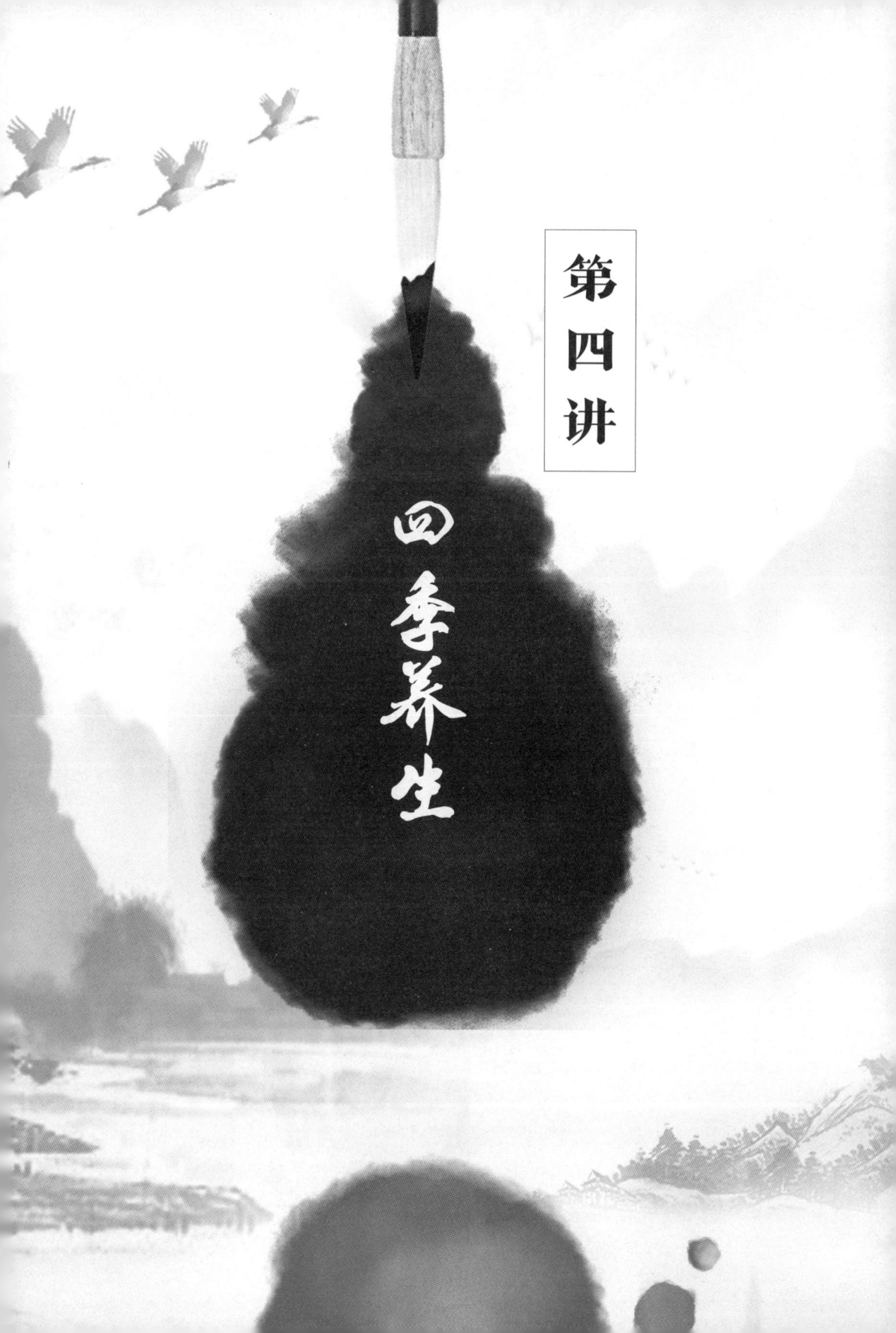

第四讲

四季养生

《素问·宝命全形论》所说的"人以天地之气生，四时之法成"，以及《素问·六节藏象论》所说的"天食人以五气，地食人以五味"，都提出了人与自然环境是一个有机的整体的观点。人类生活在自然界中，自然界存在着人类赖以生存的必要条件。同时，自然环境的变化又可直接或间接地影响人体的生命活动。因此，顺应自然作为中医养生的重要原则之一，亦即《灵枢·本神》指出的"故智者之养生也，必顺四时而适寒暑……如是，则僻邪不至，长生久视"。如果人能掌握其规律，主动地采取各种养生措施适应其变化，就能避邪防病，保健延衰。如《素问·四气调神大论》提出的"春夏养阳，秋冬养阴，以从其根"。这种"顺时摄养"的原则，就是指顺应四时阴阳消长规律进行养生，从而使人体生理活动与自然界变化的周期同步，保持机体内外环境的协调统一。

春温、夏热、秋凉、冬寒的气候特征构成了自然界一切事物生、长、收、藏的规律。因此，我们应该遵循《景岳全书》所言的"春应肝而养生，夏应心而养长，长夏应脾而养化，秋应肺而养收，冬应肾而养藏"。

一、春季养生

春季，是指从立春之日起，到立夏之日止，包括立春（象征春季的开始）、雨水（象征降雨的开始）、惊蛰（象征开始有响雷，冬眠的动物开始复苏）、春分（春季的中间，昼夜平分之时）、清明（象征气候温暖，天气清和明朗）、谷雨（象征降雨开始增多，有利于谷物生长）等六个节气。

春季为四时之首，万象更新之始。《素问·四气调神大论》曰："春三月，此谓发陈，天地俱生，万物以荣，夜卧早起，广步于庭，被发缓行，以使志生，生而勿杀，予而勿夺，赏而勿罚，此春气之应也，养生之道也。逆之则伤肝，夏为寒变，奉长者少。"俗话说的好："一年之计在于春。"只有掌握春季养生法，才能为新一年的健康打好基础。

此时春回大地，自然界阳气开始升发，树木发芽，其营养自根部向枝干调动，从而呈现出欣欣向荣的景象。根据"天人相应"原理，此时人体之阳气顺应自然，向上向外升发，气血由内而外舒展。因此，春季养生必须掌握春令之气升发的特点，注意保卫体内的阳气，使之不断充沛，逐渐旺盛起来，凡有耗伤阳气及阻碍阳气的情况皆应避免，即所谓的"春夏养阳"。

具体来说，春季需要从以下几点进行养生。

1. 春捂助于升发阳气

现在很多年轻女性由于爱美，在历经一个冬季严严实实的着衣打扮后，往往在早春三月就迫不及待地穿起了五颜六色的裙装，尽显"曲线美"，这有悖于春季养生的要点。民间常常流传着"二月休把棉衣撇，三月还有梨花雪""吃了端午粽，再把棉衣送"的俗语。因此，重视"春捂"这种民间传统习惯是有一定道理的。

由于冬季气候寒冷，人体毛孔闭合以保暖，而到了夏季，天气炎热，人体毛孔开放以排汗，从而促进人体新陈代谢。因此，春季，作为从冬季到夏季的过渡阶段，人体的毛孔由闭合状态转向开放状态，在此过程中，人体阳气处于由内而外升发的状态。春捂可以提高人体的肌表体温，促使毛孔加速从闭合状态转向开放状态，有助于阳气的快速升发。

因此，春季养生穿着上应该遵循《寿亲养老新书》中提到的"春季天气渐暖，衣服宜渐减，不可顿减，使人受寒"以及《摄生消息论》中提及的"不可顿去棉衣，老人气弱，骨疏体怯，风寒易伤腠理。时备夹衣，遇暖易之一重，渐减一重，不可暴去"。

具体来说，春捂到底要"捂"多久呢？一般情况下，立春后最短也要捂10~15天。这是因为虽然立春代表春天的来临，但冬季的低温并不会立刻回升，至少需要10~15天的过渡时间。在这期间，气温变化较大，如果过早地脱掉棉衣，头部、下肢、手部、咽喉等都很容易在一冷一热的气温变化中，因为不适应而受寒，而引起感冒、支气管炎、关节炎等疾病，从而可能出现"一向单衫耐得冻，乍脱棉衣冻成病"。

另外，"捂"与"不捂"的具体标准可以综合考虑气温和个人感觉两方面进行判断。通常来说，15℃是一个临界值。低于这个气温时，最好继续"忍受"一下厚重衣物带来的不便；而当超过这个温度时，则可以考虑少穿些衣服了。当然，由于每个人的体质不同，耐受冷热的程度也不同。如果"捂"时不觉得咽喉燥热，身体冒汗，即便气温稍高于15℃也不必急着脱衣；反之，如果感觉"捂"了身体会出汗，就不妨早点换装，否则，"捂"出了汗，再被冷风一吹，反而容易着凉。

最后，"春捂"还要注意"下厚上薄"。由于寒多自下而生，因此，春令衣着宜"下厚上薄"，如《老老恒言》也有"春冻未泮，下体宁过于暖，上体无妨略减"之说，既养阳又收阴，与自然气候变化协调一致，可谓"天人相应"。

2. 起居避风以防外感

为何气候逐渐转暖的春季是感冒高发的时节？中医五行学说认为，五气入五季，春季风邪作祟，气候特点多为"风沙漫天、柳絮飞扬"。风邪作为诸多外感因素的先导，当机体未能及时注意增减衣物或机体正气不足，抵抗力下降的情况下，寒、暑、湿、燥、火等其他病邪容易借助风邪，乘虚而入，直接侵袭人体，从而造成流行性感冒、流行性脑脊髓膜炎、麻疹、流行性腮腺炎等传染病的发生和传播。

那么，春季该如何防范风邪侵袭呢？生活起居上，我们应遵循《黄帝内经》提及的"虚邪贼风，避之有时"，注意及时地躲避能使人致病的风邪。首先，要注意防风、避风，提倡室内白天通风，但夜间一定要关好门窗，莫让虚邪贼风侵入。其次，注意增减衣物，别急于减少衣物，注意"春捂"，待气温较为稳定后，再逐渐卸去冬装。第三，户外锻炼需防风。锻炼时应选择背风的地方，而不要选择在墙边、胡同口等地方，以防阴风侵袭人体。户外锻炼不宜过早，最好等日出后外出。建议着棉质运动服进行锻炼，并注意运动前的热身活动，等运动开始后视具体情况可以酌量减衣。注意控制运动强度，不要练到大汗淋漓。如果汗出过多，可以换上透气性较好的衣服，不要穿背心、短裤，避免因皮肤在冷风中暴露过多，使体内的热量平衡被打乱。锻炼结束后，要及时擦汗穿衣。最后，可采用按摩防风邪。合谷穴，也就是人们常说的"虎口"，拇指、示指合拢，手背肌肉的最高处即是，它是手阳明经的原穴，按摩本穴可调理全身气血，特别适宜面部气血的调理。太阳穴位于耳廓前面，前额两侧，外眼角延长线的上方，按摩可调节头部的气血。但需要注意的是，太阳穴很薄弱，千万不要过于用力地揉按，甚至打击。风池穴位于头额后面大筋的两旁与耳垂平行处，按摩本穴可调节少阳经的阳气，起到预防感冒的作用。

3. 饮食宜甘温养阳

春季，人体的新陈代谢旺盛，饮食应该遵循春令之气升发的特点，遵守《黄帝内经》"春夏养阳"的原则，适当多吃些甘温、温补阳气的食物，如李时珍在《本草纲目》中主张的"以葱、蒜、韭、蓼、蒿、芥等辛嫩之菜，杂和而食"等。

（1）韭菜

俗话说："春日尝鲜，首推春韭。"春季气候冷暖不一，需要保养阳气，而韭菜最宜人体阳气，故最宜在春季吃。同时，春韭为韭菜中的佼佼者，味道尤为鲜美，其根白如玉，叶绿似翠，清香馥郁，因此又有"韭菜春食则香，夏食则臭"之说。韭菜性温，辛辣助阳、促进升发功效，最宜升发人体阳气，其含有蛋白质、脂肪和多种维生素等营养成分。中医学认为，韭菜具有温中散寒、健胃、提神、强肾等功效。

（2）大蒜

《本草从新》言"大蒜辛热"，大蒜中含有大蒜素，具有很强的杀菌力，对由细菌引起的感冒、腹泻、肠胃炎具有明显疗效，可以用于治疗春季风邪外袭所致的各类常见传染性疾病。

（3）葱

葱作为人们制作菜肴的一种常用调味品，其营养丰富，且含有葱蒜辣素，有较强的杀菌作用，在春季呼吸道传染病和夏秋季肠道传染病流行时，吃些生葱有显著的预防作用。

（4）生姜

现代医学认为，生姜能加快血液循环，促进发汗，有散热退热功效，还具有一定的抗衰老功能。生姜中的姜辣素进入体内吸收消化后，能产生一种有抗衰老活性的抗氧化酶——过氧化物歧化酶，它能抑制体内脂质过氧化物和脂质褐色素老年斑的产生，延缓衰老。俗话说的"晨吃三片姜，赛过人参汤"是有一定科学依据的。此外，生姜对风寒感冒也有一定疗效。因此，在春季升发的时节应该适当吃一点生姜。

4. 肝实证宜少酸多甘

祖国医学认为，脾胃乃后天之本，人体气血化生之源，脾胃之气健壮，人可延年益寿。但春为肝气当令，人体容易呈现肝气偏亢的状态，根据中医五行理论，肝属木、脾属土，木土相克，即肝旺可伤及脾，影响脾的消化、吸收功能。

中医学认为，五味入五脏，如酸味入肝，甘味入脾，咸味入肾等。在春季，若多吃酸味食品，可助长原本春季就旺盛的肝气，"乱窜"的肝气横逆犯脾，会令脾功能下降，可能出现食欲不振、消化不良等，甚至出现腹泻、腹胀、恶心、呕吐、便秘等问题。

因此，在春季，出现肝气不舒、心情烦躁、抑郁多怒的朋友需要注意少吃些酸味的食物，以防酸入肝，助长肝中余气而使肝气偏旺；反之，甘味之品入脾，能补益脾气，故在春季要多吃一点甘味之品。药王孙思邈说："春日宜省酸，增甘，以养脾气。"这句话的意思是当春天来临之时，人们要少吃点酸味的食品，如醋、柠檬、橘子、橙子、石榴、乌梅、山楂等。而要多吃些甘味的食品，如红薯、大枣、胡萝卜、南瓜、栗子、山药、豇豆、扁豆、黄豆、甘蓝、菠菜、芋头、土豆、黑木耳、香菇。另外，大米、小米、糯米、高粱，细品之下都有一丝丝甜味，这是因为它们都属甘味食品。

以下介绍在春季可常吃的几种甘味食物。

（1）大枣

大枣，味甘，性平，被称为"天然的维生素丸"，富含维生素 A、维生素 C 和维生素 D，有抗衰老的作用，尤宜于春季食用。《本草纲目》提到："大枣气味甘平，安中，养脾气、平胃气、通九窍，助十二经，补少气，少津液，身中不足，大惊四肢重，和百药，久服轻身延年。"大枣具有补脾益气，养血安神，生津液，解药毒，缓和药性的功效，又因含有可抑制肝炎病毒活性的某类特殊化合物成分，而能保护肝脏，增强人体免疫力。因此，民间流传着"一日吃三枣，终生不显老"的谚语。

（2）山药

山药有"神仙之食"的美誉，味甘，性平，无毒，具有健脾益气，滋肺养胃，补肾固精，滋养强壮等功效。山药含有淀粉酶、多酚氧化酶等物质，在春季食用，一能健脾益气，有利于脾胃消化吸收，可防止春季肝气旺而伤脾；二能补肾益精，使人体元阳之气充沛，增强人体抵抗力、免疫力，其含有大量的黏液蛋白、维生素及微量元素，能有效防止血脂在血管壁的沉淀，预防心血管疾病，有延年益寿的功效。

（3）草莓

草莓可算早春第一果。从中医角度看，草莓属于甘凉之品，能去肝火。同时，草莓是红色的，红色入心，因此有去心火的功效。对于有"内火"的朋友，可多吃一些草莓，取其清火之效。但一次不宜吃得太多，以免草莓的凉性侵犯脾胃。从现代医学角度看，草莓营养价值高，富含铁、果糖、葡萄糖、柠檬酸、苹果酸等，有"活的维生素丸"之称。对于春季容易出现的肺热咳嗽、嗓子疼、长火疖子等，草莓中含的营养元素都可以起到辅助治疗的作用。草莓中还含有丰富的胡萝卜素，胡萝卜素是合成维生素 A

的重要物质，因此，春季常吃草莓还能够明目养肝。

（4）樱桃

樱桃味甘、微酸，性温，有补益脾胃之效。樱桃中还含有丰富的铁质、蛋白质、糖、磷、胡萝卜素、维生素C等，营养成分甚至高于苹果。但是，和草莓相反，樱桃性温热，有"内火"的朋友是不宜多食樱桃的，吃得太多只会让人体热上加热，"上火"严重。

还需要注意的是，樱桃不适合和各种动物肝脏一起吃，这是因为动物肝脏中的铜、铁离子可让维生素C失去活性，降低樱桃的营养价值。

5. 肝虚证宜酸甘并用

有些朋友由于损伤出血或损伤日久，脏腑虚弱，从而出现肝血不足或肝阴亏虚的证候。肝血不足者常表现为两眼干涩，视物昏暗，眩晕耳鸣，面白无华，爪甲不荣，四肢麻痹，肌肉震颤，关节拘急不利，夜寐多梦，妇女经少或经闭，舌淡，脉弦细。肝阴亏虚者常出现头晕耳鸣，两目干涩，视力减退，面部烘热或颧红，口燥咽干，五心烦热，潮热盗汗，或胁肋隐隐作痛，或手足蠕动等。根据中医五行理论，酸入肝补之以本味，甘健脾以滋养脏腑，故肝虚证者应选择酸甘之品以养肝。

以下介绍肝虚证可常吃的几种酸甘之品。

（1）柠檬

柠檬具有养肝健脾，防毒解毒的功效，经常适量食用可保护肝细胞免受自由基的破坏，有效地促进蛋白质的合成，加快肝细胞的修复与再生功能，进而起到养肝护肝的作用。但柠檬属于酸性大的食物，对于胃酸多的人群，应适量且慎重食用为宜。

（2）乌梅

乌梅以酸入肝，具有补肝，敛肝，和肝气，养肝血的功效，还能增强肝脏的解毒能力，促进消化吸收，进而起到调肝，养肝，护肝的作用。乌梅还有预防宿醉的作用，以乌梅煎汤加入砂糖饮用，可缓解宿醉的不适感。同时乌梅中含多种有机酸，可改善肝脏功能，肝虚证患者宜食之。

（3）猕猴桃

猕猴桃素有"超级水果"之称，含有丰富的钙、维生素 C、维生素 E、必需氨基酸、矿物质等，经常食用可调节免疫功能，护肝，防癌，养颜。猕猴桃能够帮助肝脏排毒，其保肝的作用特别强，也能够迅速缓解肠胃湿热引起的不适症状，如恶心，呕吐，头痛。

（4）葡萄

葡萄中含有丰富矿物质（钙、钾、磷、铁）、多种维生素（维生素 B_1、维生素 B_2、维生素 B_6、维生素 C 和维生素 P）和微量元素，具有补气血，强筋骨，益肝阴，利小便，舒筋活血，暖胃健脾，除烦解渴的功效。同时其含有的多酚类物质是天然的自由基清除剂，具有很强的抗氧化活性，可有效地调整肝脏细胞的功能，抵御或减少自由基对肝脏的伤害，因此葡萄具有很好的养肝，护肝的功效。

6. 青色食物入肝养肝

由于冬季气候严寒，绿色蔬菜供应较其他季节明显减少。此时，人体由于摄食的绿色蔬菜减少而导致体内多种维生素或者微量元素的摄取不足，从而在冬季易发生口腔炎、口角炎等病症。因此，在万物复苏、绿色蔬菜供应充足的春季，一定要多吃点新鲜的绿色蔬菜。

以下介绍在春季可多吃的青色食物。

（1）菠菜

据《本草纲目》记载："菠菜通血脉，开胸膈，下气调中，止渴润燥，根尤良。"我们一般认为菠菜味甘，性凉，能养血，止血，敛阴，润燥。

菠菜是一年四季都有的蔬菜，但以春季为佳。"春菠"根红叶绿，鲜嫩异常，最为可口。菠菜含有丰富的维生素C、胡萝卜素、蛋白质，以及铁、钙、磷等矿物质，营养价值高。同时，菠菜含有丰富的纤维素，具有促进肠道蠕动的作用，可以通肠导便，所以便秘者可适当多食。因菠菜含草酸较多，有碍钙和铁的吸收，吃菠菜时宜先用沸水焯烫，捞出再炒。

（2）荠菜

每至清明节前后，荠菜茎叶鲜嫩，是采集的大好时节。中医学认为，荠菜味甘淡，性微寒，能凉血止血，清肝明目，清热利尿，具有良好的养肝明目，降血压作用。同时荠菜营养丰富，富含蛋白质和十多种氨基酸，还含葡萄糖、蔗糖、乳糖等，能调和脾胃，可用于辅助治疗痢疾、肠炎、胃溃疡等疾病。

（3）芹菜

芹菜当属春日佳菜，其性味清凉，可降血压，降血脂，更可清内热。芹菜有两种，一种是唐芹，一种是西芹。如果您偏爱口味浓烈的食物，可选择唐芹来炒肉片或榨汁，食疗药性较强。

（4）春笋

说到吃笋，不得不提的就是春笋。春笋脆嫩鲜美，可嚼出清香和甘醇，被誉为"素食第一品"，自古以来备受人们喜爱，文人墨客和美食家更是对它赞叹不已，有"尝鲜无不道春笋"之说。如果说肉食者鄙，食笋则正好相反，笋的味道清雅隽永。笋含有丰富的植物蛋白以及钙、磷、铁等营养元素，因其高蛋白、低脂肪、多粗纤维素而备受青睐。中医学认为，春笋有"利九窍，通血脉，化痰涎，消食胀"的功效，经常食用有滋阴，益血，化痰，清肝明目，助消化，防便秘的功效。

（5）香椿

民间亦有"三月八，吃椿芽儿"的说法。每年农历三月份，正是香椿芽上市的季节。香椿入馔，不仅能烹调出各种特色菜肴，还具有防病治病的作用，是一种药食同源的天然绿色保健食品。中医学认为，香椿味苦，性平，无毒，有开胃爽神，祛风除湿，止血利气，消火解毒的功效。现代医学及临床经验也表明，香椿能保肝，利肺，健脾，补血，舒筋。

（6）春菜

春菜是最适合春季吃的蔬菜之一。春菜含丰富的维生素、钙、镁、膳食纤维等成分，其含钾丰富且含钠量低，适合高血压、心脏病等患者食用，有助于降低血压。春菜可以采用凉拌、烧、炒等烹饪方式加工，还能用作酱菜、泡菜等。

7. 疏肝理气以防肝郁

春季五行属木，而人体的五脏之中肝也属木，因而春气通肝。在春季，肝气旺盛而升发，故人的精神焕发。

然而，心理专家却发现，躁狂症或者有躁狂症成分的其他情绪障碍疾病也多在桃花盛开的阳春三月高发，故躁狂症又名"三月桃花癫"。

为何此病好发于春季呢？祖国医学认为，肝属木，与春季相应，生理特性为"喜条达而恶抑郁"，指的是肝的生理特点是喜欢舒展、条畅的情绪而不喜欢抑郁、烦闷的情绪。春天阳气升发，人体肝气逐渐旺盛，其疏泄功能是调畅全身气机，推动血液和津液正常运行的必要条件，肝脏的疏泄功能正常，会使人心情舒畅，开朗乐观，身心健康。如果此时肝气升发太过或是肝气郁滞不畅，则容易导致肝郁气滞，轻者出现情绪低落、抑郁寡欢，严重者出现神志失常、躁狂症发作等。

当人体的各种压力聚集在一起，肝气疏泄不及之时，气就不那么顺畅了，人就开心不起来了，这便是"肝气郁结"。这时，男性会出现烟瘾、酒瘾越来越重，沉默寡言或者暴躁；女性会出现月经不调、失眠、便秘、面部长斑、易怒等现象。

人心情不好的时候常会觉得没有胃口，这就是"肝气郁结，横逆犯脾"了。脾乃后天之本，脾失去正常的运化能力，就会出现大便不成形，发胖，食欲不振等。由于脾主运化水谷，运化水湿，当脾失健运，体内代谢废物堆积，产生痰浊之邪等垃圾时，这些垃圾就很难清除了。而后，脾失健运所生的痰与肝气郁结所结的气互相勾结，循着经络在体内到处流窜，流到甲状腺，就易形成甲状腺结节；流到子宫，就易形成子宫肌瘤；停在乳腺，就易引起乳腺增生；严重者，流到胃里，形成胃肿瘤；流到肝里，形成肝肿瘤。这也就是中医常说的"百病皆生于气"。

《老老恒言·戒怒》说到："人借气以充身，故平日在乎善养。所忌最是怒，怒气一发，则气逆而不顺，窒而不舒，伤我气，即足以伤我身。"这里提出了气怒伤身的严重危害。怒，作为人体的一种情绪表达，同时也是情志致病的罪魁祸首，对人体的健康，特别是对肝脏的损害极大，最终形成"大怒伤肝"。

那么，在春季我们应该如何保持良好的情绪，做到戒怒少气呢？

首先，要学会用意识控制情绪。当怒从心头起，将要和人吵架时，要赶快提醒自己，吵架只会给双方带来更多不必要的麻烦与烦恼，不能解决任何问题，实在不值得。通过用理智的力量来控制自己内心的怒气，也就不会使用粗鲁的语言，更不会采取粗暴的行动发泄情绪。同时，在劝导自己的过程中，可以试一试，用舌头在口腔内转动100次，通过这种转移注意力的方法，减少不良心理应激因素对自己情绪的影响，使自己从愤怒的情绪中解脱出来。

其次，要学会运用疏泄法。当不良情绪出现时，我们可以通过适当的方式，如扩大社会交往，广交朋友，借助别人的疏导，把积聚、抑郁在心中的不良情绪或郁闷宣散出来，以尽快恢复心理平衡。研究证明，建立良好的人际关系，缩小人际关系里的心理距离，是医治心理不健康的良药。

最后，还可采用转移法。即通过一定的方法和措施改变自己思想的关注点，或通过改变周围环境，与不良刺激因素脱离接触，从而从精神烦恼中解脱出来，或将关注点转移到其他事物上。

运动不仅可以增强生命的活力，还能改善不良情绪，使人精神愉快。当自己的情绪苦闷、烦恼，或情绪激动与别人争吵时，最好的方法是转移一下注意力，去参加打球、散步、爬山等活动，也可参与传统的运动健身法，如太极拳、太极剑、导引保健功等。传统的运动健身法主张动中有静，静中有动，动静结合，能使形神舒畅，松静自然，心神安合，达到阴阳协调平衡，且有一种浩然之气充满天地之间之感，一切不良情绪随之而消。

8. 多伸懒腰勤梳头

人们在疲惫、劳累的时候，身体的气血运行就会变得缓慢，如果此时伸伸懒腰再辅以深呼吸，就可以调动上半身的肌肉，并有吐故纳新的作用。伸完懒腰之后，体内的血液运行加快，关节也被疏通，这在无形中就激发了肝脏的功能，让肝脏在伸懒腰中得到"锻炼"，从而达到养肝护肝的作用。

有些人以为勤梳头容易引起脱发，这是错误的想法。在春季经常梳头不仅能刺激发根，促进头发的增长，还能抵御春寒，预防疾病。这是因为中医上有"风池、风府寻得到，伤寒百病一时消"的说法，而风池、风府穴均位于头部，通过梳头刺激风池、风府穴，就能起到抵抗疾病的功效。春季的早晨以及入睡前，我们可以用梳子先把凌乱的头发梳开，然后从前额往后梳，再从脖子后面的发根梳到发梢末端，每天重复几次，就可以增强体质。

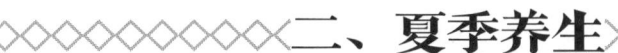

二、夏季养生

夏季，从立夏之日起，到立秋之日止，其间包括立夏（象征夏天的开始）、小满（象征谷类籽粒逐渐饱满）、芒种（象征麦类作物成熟）、夏至（象征夏天到来，昼最长、夜最短）、小暑（象征气候开始炎热）、大暑（象征最炎热的时节）等六个节气。

《素问·四气调神大论》曰："夏三月，此谓蕃秀，天地气交，万物华实，夜卧早起，无厌于日，使志无怒，使华英成秀，使气得泄，若所爱在外，此夏气之应，养长之道也。逆之则伤心，秋为痎疟，奉收者少，冬至重病。"

在农历4~6月的这三个月里，天阳下济，地热上蒸，天地之气上下交合，是一年里阳气最为旺盛的季节，此时的气候炎热而万物呈现生机旺盛的状态。对于人体来说，夏季也是一年之中新陈代谢最为旺盛的时期，人体阳气外发，活跃于机体表面，而阴气潜伏于机体内部，气血运行亦相应地旺盛起来，活跃于机体表面。夏季养生指导应根据天人相应的原则，以人体阴阳二气的升发之势与春季区别。

1. 夏季养心

夏季是天之阳气与地之阴气交合之时，自然界呈现一派繁荣景象，而中医学认为心与夏季相应，夏季养生重在养心。《素问》记载："心者，生之本，神之变也，其华在面，其充在血脉，为阳中之太阳，通于夏气。"夏季养心主要包括以下几个方面。

（1）怡神养心

人们要借助夏季这个散发的季节，把春季的瘀滞恼怒的情绪宣泄出去，保持情志条畅，心神和缓。夏季自然界一派繁荣景象，应该多到户外活动，享受大自然美景。如果违背了夏季的自然之道，"逆之则伤心"，就会损失心气，比秋冬季节更容易患病。

夏季养神，一忌肝火，尽量避免生气、焦虑、抑郁；二忌心火，减少心烦、懊恼、躁动不安，宜清静养神，静心宁神，摒除杂念，避免不良情绪的刺激，保持淡泊宁静的心态。

（2）少汗养心

夏季天气炎热，微微出汗能够调节体温，调和营卫，利于气血条畅。因天气炎热，经常大汗淋漓，不利于身体健康。中医有"汗血同源"之说，汗由津液所化生，津液与血均为水谷精微，汗为血之源，出汗过多，容易耗伤津血及阳气，可致气血两伤，心失所养，出现心慌、气短、失眠、神疲乏力、烦渴、尿少等症状。

（3）养阳清心

夏季昼长夜短，为顺应自然，应晚睡早起，同时配合午睡，午睡时间以 30 分钟为宜。饮食应温和，苦而清淡，饮食有节，根据"春夏养阳"的原则，夏季饮食以温为宜，过于辛热，会助阳生火；过于寒凉，会助湿生痰。另外，苦味入心，清解暑热，降心火。清淡饮食可促进食欲，利于消化。

2. 消暑解热用蔬果

夏季是蔬菜、水果大量上市的季节。丰富的维生素、矿物质，以及可口的味道使水果深受大众喜爱。炎炎夏日里，人体大量汗液排出，导致营养精微随汗液流失。不仅如此，夏季人们的食欲减低和消化吸收不良又进一步限制了营养精微的摄取，这些均有可能导致机体代谢的紊乱，引起相关的病证。因此，多食绿叶菜及瓜类等含水量多的蔬菜、水果对于夏天的饮食调养具有十分重要的意义。此外，夏季饮食不宜过甜、过咸，少食辛辣油腻，以免发生内热而诱发疾病。早晚可多食粥、汤，既生津解渴，又清凉解暑。

（1）苦瓜

苦瓜又名"君子菜"，虽苦，但绝不把苦味传给其他食物。苦瓜含有"高能清脂素"，即苦瓜素，有清脂减肥之效。苦瓜还是一种天然护肤品，富含膳食纤维和维生素C，可促进皮肤的新陈代谢，使皮肤更加细腻光滑。苦瓜中还含有能抑制恶性肿瘤细胞生成和增强免疫细胞活性的蛋白酶，能够阻止癌细胞的生长和扩散，具有一定的抗癌作用。

由此可见，苦瓜是十分适宜夏季食用的降温防暑的蔬菜。所以，在炎热的南方，苦瓜的菜肴在人们的餐桌上十分常见，比如苦瓜炒蛋、酿苦瓜、苦瓜羹等。

（2）丝瓜

丝瓜的肉、花、皮、络都有各自不同的功效，被称赞"浑身是宝"。丝瓜翠绿鲜嫩，清香脆甜，不仅营养丰富，而且有一定的药用价值，它含有大量的矿物质、植物黏液、木糖胶等物质，能刺激人体产生干扰素，达到抗病毒、防癌的目的。

丝瓜中含防止皮肤老化的 B 族维生素，美白皮肤的维生素 C 等成分，能保护皮肤、消除斑块，使皮肤洁白、细嫩，是不可多得的美容佳品，故丝瓜汁有"美人水"之称。夏季，人体的水分蒸发较快，这个时候补充水分，能够很好地去除身体的燥热，对于降温解暑有非常好的帮助。人们在食用丝瓜的时候，不仅能够吸收大量的水分以补充身体水分流失，还能通过排尿把体内的毒素排出体外。

（3）冬瓜

冬瓜也是很适合夏季食用的蔬菜。早在古代人们就已经擅长用冬瓜减肥美容了，《食疗本草》说："欲得体瘦轻健者，则可常食之；若要肥，则勿食也。"因此夏季经常吃些冬瓜，对于一般人群或是体重偏高的人群，都是有益的。

（4）黄瓜

黄瓜被称为"天然的美容品"，其含水量达 96%~98%，不但脆嫩清香，味道鲜美，而且营养丰富。黄瓜含有丰富的维生素，为皮肤、肌肉提供充足的养分，可有效地对抗皮肤老化，减少皱纹的产生，并可防止唇炎、口角炎。黄瓜还能美白肌肤，抑制黑色素的形成，是难得的排毒养颜食品。黄瓜汁能洁肤、美容，防止皮肤老化。因此，黄瓜捣碎敷脸可以舒展皱纹，治疗皮肤晒伤和炎症；新鲜黄瓜自制面膜可美白肌肤，使皮肤变得有弹性。

新鲜黄瓜中含有丙醇二酸，能有效地抑制糖类物质转化为脂肪，帮助您有效减少体内的脂肪。而黄瓜所含的黄瓜酸，也能促进人体新陈代谢。同时，黄瓜还含有丰富的纤维素，对促进肠道蠕动、排毒都有很大的帮助。更重要的是，黄瓜是低卡食品，不容易造成热量摄入过多的情况。因此，黄瓜是减肥瘦身的佳品。

（5）西瓜

炎夏盛暑，吃上几块西瓜，不但能清热解毒，除烦止渴，而且能利尿，助消化。其中西瓜中的番茄红素、β胡萝卜素、瓜氨酸能对抗皮肤老化、抑制胶原蛋白分解，对皮肤起到保湿、抵御紫外线伤害的效果。

但西瓜的吃法有一定的讲究，如，不要一次吃得太多，因为一次吃太多，大量的水分进入胃里会冲淡胃液，降低胃酸，造成消化不良；少吃冰镇西瓜，因为冰镇西瓜会损伤脾胃，引起各种疾病。

（6）木瓜

木瓜果肉厚实细致、甜美可口、营养丰富，有"百益水果""水果之皇"之雅称。木瓜含有一种酵素，能消化蛋白质，有利于人对食物进行消化和吸收，有健脾消食之功。它还含有丰富的胡萝卜素，能防癌及增强人体免疫力。

木瓜具有清解暑气，生津止渴的作用。夏季燥热时吃木瓜，既防暑还止咳，同时补充人体的水分。

木瓜含有丰富的木瓜酶和木瓜酵素，木瓜酶能帮助润滑、美白肌肤，木瓜酵素能促进肌肤代谢，帮助溶解毛孔中堆积的皮脂及老化角质，让肌肤显得更明亮！

（7）绿豆

李时珍曾高度评价绿豆为"济世之良谷也"。炎热的夏季，人们在工作和劳动之余喝上一碗绿豆汤，自有神清气爽、烦渴尽去、暑热全消、心旷神怡之感，这是由于绿豆具有清热解暑，止渴利尿的功效。绿豆汤可以冷饮，也可以热食，可以甜服，也可以淡饮，能适应不同人的口味，制法简单、疗效佳。更可贵的是中医认为绿豆能解毒，如食物中毒、酒毒、野菌毒、药物毒。因此，在易发生食物中毒的夏季，绿豆的用处很大。此外，绿豆还能消肿止痒，收敛生肌，可治疗皮肤生疮，而皮肤生疮多发于天气炎热时，如痱子、湿疹、疖肿等。

（8）乌梅

乌梅汤是街头巷尾常见的夏季消暑饮料，其性平，味酸，入肝、脾、肺及大肠。具有解热、除烦、止泻、镇咳、驱虫等功效。盛夏多食乌梅，可有效抑制痢疾杆菌、大肠杆菌、伤寒杆菌、结核杆菌、绿脓杆菌及各种皮肤真菌。此外，乌梅能使胆囊收缩，促进胆汁分泌，且能抗蛋白过敏。同时，乌梅还能有效地分解肌肉组织中的乳酸，使人消除疲劳，恢复体力。

3. 饮水有讲究

在挥汗如雨的夏季，人体需要大量补水，但是喝水也有相关的学问。

（1）饮水莫待口渴时

不少人习惯以口渴与否来决定是否喝水，这是不科学的。因为口渴时人体水分已失去平衡，细胞开始脱水，此时喝水为时已晚。因此，饮水莫待口渴时。

（2）大渴勿过饮

人若在大渴时，最易一次饮水过多，使胃难以适应，造成不良后果。古人主张"不欲极渴而饮，饮不过多"，就是防止渴不择饮。所以出现大渴难耐的情况时，仍应缓缓饮水，避免身体受到伤害。

（3）睡前不宜多饮水

当人处于睡眠状态时，各种代谢都非常缓慢，无需过多的水分，而且睡前饮水过多，不利于夜间休息。因此，睡前不宜多饮水。

（4）晨起喝水有助健康

晨起时饮水可补充人体经过一夜所消耗的水分，降低血液浓度，促进血液循环，维持体液的正常水平。

（5）运动后不要马上饮冷水

运动后全身处于亢奋状态，吃凉饮冷对胃肠刺激较大，易引起胃肠痉挛。因此，运动后不要立刻饮冷水。

（6）自制消暑茶饮

炎炎夏季，可尝试自制消暑茶饮补充水分。以下介绍几款制作简单，解暑效果佳的夏季茶饮。

三鲜饮：鲜竹叶 30 克，鲜荷叶 30 克，鲜薄荷 6 克，加水煎煮约 10 分钟后取汁，加入适量蜂蜜，代茶饮。可起生津止渴，清热解毒的功效。

香薷饮：香薷 10 克（洗净），厚朴 5 克，白扁豆 5 克（炒黄捣碎），放入保温杯中，以沸水冲泡，盖严温浸约 1 小时，代茶频饮，每日 2 次。对于以发热、头沉、倦怠、吐泻为主症的夏季感冒者，效果较好。

三仙饮：金银花 10 克，土茯苓 20 克，生蚕豆 30 克，加水煎煮，以蚕豆煮熟为度，饮汁食豆。有消暑健身，清热解毒的作用，尤宜用于伏天好生痱子、疮疖者。

五豆汤：绿豆、赤小豆、黑豆、白扁豆各适量，生甘草 10 克，煮沸凉后代茶饮。营养丰富，味道甜美，可补充盐分，清暑解渴。

三花饮：野菊花 10 克，荷花 10 克，茉莉花 3 克，洗净后以沸水冲泡，加盖稍冷后代茶饮。有消暑解热，芳香开窍，去心胸烦热的作用。

需要注意的是，自制饮品因甜度和酸度不高，微生物繁殖很快，易变质。因此，存放时间不宜过长（即使放在冰箱内也是如此），最好当天饮完。

4. 不可因暑贪凉

诸多朋友喜欢在炎炎夏日下吃冰棒、吹空调、喝冷饮，这容易伤害体内阳气。因此，在养生上应遵循"春夏养阳"的原则，即使是在炎热的夏季，仍要十分注意保护体内的阳气。诸如汪绮石在《理虚元鉴》指出的"夏防暑热，又防因暑取凉"，提出夏季防暑邪的同时也应注意保护人体阳气，避免因暑贪凉造成不必要的麻烦。

中医学认为，暑气为夏季的主气，且仅发生在夏季。正常生理条件下，暑性炎热，人体为适应炎热的气候，皮肤毛孔开泄，促进汗液排出体外，从而达到调节体温的目的，使人体处于健康和谐的状态。然而，由于暑性具有升散的特性，若人体调摄不慎，暑邪就非常容易侵入机体，促使人体皮肤毛孔过度开张而汗出过多，汗液排泄太过必然导致体内津液的减少，造成机体耗气伤津的病理状态。因此，炎炎夏日里，我们可以从下面几点做好养生保健工作。

（1）不能只顾眼前舒服，过于避热趋凉

当夏季到来之时，植物的营养精微大部分已从树木的根部向上输送，集中于树木的枝丫、树叶上，从而呈现出夏季里绚烂缤纷的"花花世界"，而此时的树木根部营养精微相对显得不足。"天人合一"的理论告诉我们，人体的阳气运行与树木营养精微的运行规律是相一致的。炎炎夏日里，人体阳气趋于肌表，较之其他季节呈现出阳气旺盛之象，而此时的五脏六腑的阳气相对空虚。在五脏六腑阳气相对空虚的夏季里，如果过度在露天乘凉过夜，或任性饮冷无度，就容易导致暑热与风寒之邪乘虚而入，从而造成腹痛、腹泻等症状的出现。现代医学认为夏季急性胃肠炎的发生与食物的储存不当造成食物变质以及细菌的大量繁殖有关。中医学则不完全认同该说法，不可否认胃肠炎的发作与细菌有关，但疾病的发生与发展是在机体环境下发生的，因此人体的机体状态才是决定人体是否发病的根本因素。中医学认为，当暑夏之季，阳气偏于汇集于机体肌表，内部胃脘、肚腹缺乏足够的阳气保护，即所谓的"至虚之处必是致病之所"。在这样的环境下，病邪就容易乘虚而入导致腹痛、腹泻等病症。

藿香正气水是深受百姓认可的消暑必备之品，其能够有效、及时地针对夏日因暑贪凉所致的胃肠炎或烈日下远行所致的中暑起到治疗效果。为何作为辛温发散之剂的藿香正气水被列为炎炎夏日里治疗中暑或胃肠炎的首推药品呢？我们从方剂配伍中寻找答案：藿香芳香化湿，理气和中，为主药；紫苏叶、白芷发表解汗，并增强藿香理气散寒之力为辅药；佐以苍术、厚朴、大腹皮燥湿除满；陈皮、生半夏行气降逆，和胃止呕；配桔梗开胸膈；用茯苓、甘草健脾利湿，加强运化功能，各药配合，使风寒得解，湿滞得消，气机通畅，胃肠调和，共奏解表化湿，理气和中之效。藿香正气水针对夏季人体阳气升发、外泄，体内阴伏的病理状态，以期驱逐内伏于机体的阴寒，提升外泄的机体阳气。

同时，我们还十分强调在夏季乘凉之时，应该切实注意，做好腹部的保暖工作。古代中国无论男女老少均穿着"肚兜"，肚兜是符合夏季养生保护五脏六腑阳气的不二法宝。随着社会的发展，肚兜早已不再流行。

中医古籍指出："夏日天暑地热，若檐下过道，穿隙破窗，皆不可乘凉，以防贼风中人。"《摄生消息论》亦指出："不得于星月下露卧，兼使睡着，使人扇风取凉。"睡觉时不可让电扇直吹；夜间不宜在户外睡觉；也不宜睡前乘凉至太晚，更不宜长时间在水亭中、树荫下、过道中、凉台上乘凉。

（2）要谨防"空调病"

气候炎热的夏季，人体毛孔的开放是为了适应自然环境，将体内的代谢产物转化为汗液，排出体外。此时的出汗是为了让机体适应炎热夏日的气候变化。然而，现在一到夏季，气温稍有攀升，人们恨不得马上钻到冷气房里，24小时不间断地使用空调，不愿流出一点汗水，这便是"空调病"成为现代都市人的常见病、多发病的主要原因。患"空调病"者轻者出现面部神经痛、下肢酸痛、乏力、头痛、腰痛、容易感冒和不同程度的胃肠病等；重者会出现皮肤病和心血管疾病；其中老年人出现的各种症状更加明显。

因此，我们建议通过如下几种措施来改变自己的生活习惯，让自己的夏天过得舒畅而健康：室内外的温差不宜太大，以不超过5℃为宜。室内温度不低于25℃；入睡时，最好关上空调；空调房不要长期关闭，有条件时要常让室内空气与外界空气流通；当在室内感觉有凉意时，一定要站起来适当活动四肢和躯体，以加速血液循环。患有冠心病、高血压、动脉硬化等慢性病患者，尤其是老年人，不要长期呆在冷气房里。

同时，我们更提倡利用扇子或自然风来消除夏日的炎热。这是因为空调的风属寒性，具有显著收敛汗孔的作用，会让废物留在身体里，对身体健康无益。而扇子扇出的风，更自然舒畅，也不至收敛毛孔。因此，在可接受的环境中，我们应该适当地使用自然风或用扇子来祛暑降温。

（3）不可用凉水冲脚

夏季天气炎热，很多人喜欢用凉水冲脚，但这并非一个好的生活习惯。"寒从脚下起"，人的双脚有许多穴位，又是血管分支的最远端末梢部位，脚的脂肪层较薄，保温性差，极易受凉。若夏季经常用凉水冲脚，容易使寒气通过血管传导而引起周身一系列的病理变化，最终导致各种疾病。另外，因脚底的汗腺较为发达，突然以凉水冲脚，会使毛孔骤然关闭，长此以往会造成排汗功能障碍。脚上的感觉神经末梢长期受凉水刺激后，易诱发关节炎、风湿病等。对于经期女性，骤然让双脚受凉，会反射性地引起子宫、盆腔内血管的痉挛收缩，从而引发痛经、停经等妇科疾病。

5. 切忌暴吃冷饮

夏季气温较高，人们极易贪凉过食冷饮。冰镇饮料、冰淇淋、冰镇西瓜等，恨不得什么都吃凉的，但过食冷饮会使胃肠道内温度骤然下降，局部血液循环减慢，血流量减少，影响胃肠对营养物质的吸收。从中医上讲，过食寒凉之物易伤脾胃，造成脾胃虚寒，脾虚则运化吸收能力下降。人体生命活动的维持，依赖于脾胃所化生的水谷精微和津液的补养。心、肺、肝、肾的生理功能，皆依赖脾气及其化生的精微物质的支撑。脾气运化功能正常，则四脏得养，功能正常发挥，人体康健，不易得病，有病也易于康复。过食冷饮会使人胃胀难受，以致腹痛、腹泻。哮喘、慢性支气管炎患者，更不宜多吃冷冻的食品，以免病情加重或诱使旧病复发，即所谓的"形寒饮冷伤肺"。

6. 适当食用夏季养生粥

夏季高温，气候多湿，尤其是黄梅多雨时节，湿热使人们常感倦怠乏力，食欲减退，全身酸楚，中医称之为"湿困脾虚"，民间则称之为"苦夏"。夏季人体代谢加快，能量消耗较大，饮食上需注意补充水分，又不能暴饮暴食，因此选择清淡、容易消化的粥品最合适。

（1）绿豆粥

绿豆性寒，味甘，有清热解毒，降火消暑的功效，十分适合在夏季食用。将绿豆放入锅中，加清水，旺火烧滚，移小火焖烧40分钟左右，至绿豆酥烂时，放入大米用中火烧煮30分钟左右，煮至米粒开花，粥汤稠浓即成。冷却后，加冰糖拌和食用。

（2）生薏米粥

生薏米是未加工的成熟的薏米，具有祛湿健脾，利水消肿，舒筋除痹，清热排脓等功效，一般超市均有销售。把生薏米煮成粥，不仅是夏季养生佳品，还有助于光滑皮肤，减少皱纹，消除色素斑点。

（3）荷叶粥

鲜荷叶 2 张，煎汤去渣，加入粳米 150 克，煮成稀粥，加砂糖少许，即可食用。常食有清热、防暑、利尿、降压、降脂之效。

（4）陈皮粥

将陈皮择净，切丝，水煎取汁，加大米煮为稀粥服食，或将陈皮研末，每次取 3~5 克，调入已沸的稀粥中，同煮为粥服食。具有理气健脾除湿的功效，适用于脾胃亏虚，脘腹胀满，食欲不振，纳差食少，大便溏薄，咳嗽痰多，胸膈满闷等。

（5）山楂粥

先将山楂入砂锅煎取浓汁，去渣，然后加入粳米、砂糖煮成稀粥。山楂粥有健脾胃，消食积，散瘀血的功效，但切记不宜空腹食用。

7. 中暑了，怎么办

如果长时间在烈日下暴晒，在高温条件下劳动、运动，或在闷热、潮湿、不通风的情况下工作、生活，都会中暑。中暑往往来势凶猛，要及时进行救护。那么，中暑以后如何科学应对呢？

一般在中暑早期人们只是感到有点头昏眼花、乏力、胸闷和轻度的恶心。这时转移到较凉快通风处，喝些含盐的凉开水，休息一下往往就会好转。较严重的中暑一般发病急，患者感到头晕头痛、严重无力、口干心慌、恶心呕吐，多数还有体温升高。这时应及时转移到阴凉通风处，解开衣服，平躺休息，并喝含盐的凉开水，服人丹或藿香正气丸等药物，同时用冷水敷头部、颈部、腋窝、臂弯等处。严重中暑的患者会出现全身痉挛、神志不清、昏迷，甚至因高热、呼吸循环衰竭而休克，应及时送医院抢救。送院途中可尝试掐人中促使昏迷者快速苏醒，减少缺氧对脑部造成的损伤。

8. 冬病还得夏治

　　小暑至立秋，称为"伏夏"，即"三伏天"，是全年气温最高、阳气最旺盛的时候。根据《素问》提出的"春夏养阳"的养生原则，通过在穴位处药物敷贴，鼓舞正气，能增加抗病能力，达到防治疾病目的。比如在盛夏之时治疗冬季常发的慢性病及一些阳虚阴盛的疾患，可以使患者的阳气充实，增强抗病力。这即是"冬病夏治"。

　　"冬病"意即冬季多发的病症，如手脚冰凉、畏寒喜暖、怕风怕冷、神倦易困等。如果在冬季进行治疗，仅仅是两寒夹击，如雨天晾衣——难干；但是若在盛夏治疗，利用外界的暑热骄阳，配合体内心火正盛，则可促使积寒易祛。因此"冬病夏治"就是"发时治标，平时治本"治疗原则的体现，如慢性支气管炎除了在冬季发作时治疗之外，在夏天未发病时，就"培本"以扶助正气，促使人体正气旺盛，抵抗力增强，到了冬季就可以少发病或不发病。

　　除此之外，一些冬季常发的慢性病及一些阳虚阴寒内盛的疾患，如肺气肿、肺源性心脏病、支气管哮喘、慢性腹泻、虚寒性胃疼、腹疼、腰痛、肢体痛等，皆可以通过三伏天的调养治疗，使病情好转，有的还可以根除。

67

◇◇◇◇◇◇◇◇◇◇◇三、秋季养生◇◇◇◇◇◇◇◇◇◇◇

　　秋季，是从立秋（象征秋天的开始）之日起，到立冬之日止，其间经过处暑（象征炎热即将过去）、白露（象征夜凉而见露水）、秋分（秋季的中间，昼夜平分）、寒露（象征气温明显下降，夜间露水很凉）、霜降（象征天始下霜）等六个节气，并以中秋（农历八月十五日）作为气候转化的分界。

《素问·四气调神大论》曰：“秋三月，此谓容平，天气以急，地气以明，早卧早起，与鸡俱兴，使志安宁，以缓秋刑，收敛神气，使秋气平，无外其志，使肺气清，此秋气之应，养收之道也。逆之则伤肺，冬为飧泄，奉藏者少。”

秋季是由炎热的夏季转向严寒的冬季的过渡阶段，呈现出“阳消阴长”的气候特征，人体的生理活动必应随着由“夏长”到“秋收”的转变。《黄帝内经》里说的“秋冬养阴”，即是对秋季养生的归纳与总结，“收养”作为秋天养生原则，就是要保养体内的阴气以适应自然界阴气渐生而旺的规律，从而为来年阳气升发打基础，不应耗精而伤阴气，这也是《管子》里指出的“秋者阴气始下，故万物收”的具体表现。

那么，秋季应如何保养体内的阴气呢？需要从如下几点加强注意。

1. 宁神定志防秋悲

古语常言“秋风秋雨愁煞人”，形容在秋风扫落叶之后，当人们身临草枯叶落、花木凋零的深秋之时，自然界的秋风、秋雨常令人出现秋愁。尤其是对于老年人来说，常引起他们心中的萧条、凄凉、垂暮之感，勾起忧郁的心绪。

那么，怎样克服这种情况呢？根据祖国医学“天人相应”的理论，《黄帝内经》里曾明确指出了秋天精神调神的具体原则，如《素问·四气调神大论》里说：“使志安宁，以缓秋刑，收敛神气，使秋气平，无外其志，使肺气清，此秋气之应，养收之道也。”意思是说，在秋天里，人们一定要保持精神上的安宁，只有这样才能减缓肃杀之气对人体的影响；还要注意不断地收敛神气，以适应秋季容平的特征，并不使神志外驰，以保肺之清肃之气，这就是顺应秋季季节特点，在精神上养收的方法。具体做法如下。

（1）收敛神气

思维要趋于平静，精神不要向外张扬，以适应秋天的肃杀、阳气收敛的特性。要多一份淡泊，少一点私欲，培养健康的爱好。要多读一些蕴含积极向上主题的描写秋天景色的作品，少看一些感情缠绵、充满失意情绪的小说和电视剧；同时要少一些怀旧情绪，多畅想美好的未来。

（2）户外活动

在秋高气爽、阳光灿烂的时候，或赏菊，或登高而歌，就能收获喜悦，达到养生的目的。外出游玩时，注意要少去一些草木枯黄的荒凉旷野，要多登高远眺。

（3）增加光照

要尽可能增加光照时间，多晒太阳，阴天时在室内最好能开着灯，保证足够的光线，充足的光线能调动人的情绪，增加兴奋性；平时还应学会倾诉，当感觉压抑或情绪郁闷时可以适当找人倾诉。

2. 白色食物入肺养肺

中医学认为，秋季的主气是燥，故"秋燥"二字就成为秋季常用的词语。秋季的气候特点是干燥、无雨。由于肺司呼吸，外合皮毛，故当空气中湿度下降时，燥胜则干，燥邪伤人，则易耗伤人体津液，造成口干、唇干、鼻干、咽干、皮肤干甚至皲裂等燥象。肺为娇脏，喜润恶燥，且肺与大肠相表里，这也是我们在临床实践中常见到秋燥来临之时，患者易患咳嗽、便秘等病证的原因。因此在秋季，我们应该预防秋燥，多吃滋阴润燥之品，如白色的食物，因色白入肺，有助于滋养肺阴。

（1）银耳

银耳又称白木耳，其营养价值很高，自古以来被人们视作延年益寿的珍品，是山珍海味中的"八珍"之一。银耳含丰富的糖类，其中银耳多糖具有降低血脂，增强吞噬细胞对癌细胞的吞噬功能，间接抑制肿瘤发生的作用。银耳含有丰富的胶质，其中含有类阿拉伯树胶，对皮肤角质层有良好的滋养和延缓老化作用，故具有美容之效。

中医学认为，银耳性平，味甘、淡，入肺、胃、肾经，能润肺滋阴，养胃生津，补肾益精，强心健脑，对虚劳咳嗽、痰中带血、虚热口渴等均有一定的疗效。尤其适合阴虚火旺、老年慢性支气管炎、肺源性心脏病、免疫力低下、体质虚弱、内火旺盛、虚痨、癌症、肺热咳嗽、肺燥干咳、月经不调、胃炎、大便秘结者食用。

（2）燕窝

燕窝属珍贵补品，为雨燕科动物金丝燕及多种同属燕类用唾液或唾液与绒羽等混合凝结所筑成的巢窝。中医学认为，燕窝能养阴润燥，益气补中，提高免疫力，性平和，有延年益寿之功，是男女老少均适宜食用的保健之品。燕窝"入肺生气，入肾滋水，入胃补脾，补而不燥，润而不滞"是秋季养生佳品。燕窝还能清肺润肺，对呼吸系统非常好，是不可多得的"洗肺"佳品。女性常食燕窝能使肌肤滋润、光滑，富有弹性并可调节内分泌紊乱，从而减少脸部皱纹，清除暗疮，补血活血，去瘀生新。孕妇食用燕窝不仅能滋补母体，燕窝中含有的燕窝酸更可使未来的新生婴儿更强壮、白皙，增强抵抗力。

（3）白芝麻

白芝麻性平，味甘，有养阴润燥，补肾益脑，止咳平喘之功，适用于阴液不足所致的肠燥便秘、皮肤干燥，以及肝肾精血不足所致的眩晕、须发早白、腰膝酸软。白芝麻还具有养血的功效，可以治疗皮肤干枯、粗糙，令皮肤细腻光滑、健康红润。现代医学人为，白芝麻含有大量的脂肪、糖类、蛋白质，还有维生素A、维生素E、卵磷脂、钙、铁、镁等营养成分。

（4）藕

生藕性寒，味甘，入心、脾、胃经，具有清热，生津，凉血，散瘀，补脾，开胃，止泻的功效。民间早有"荷莲一身宝，秋藕最补人"的说法，秋令时节，正是鲜藕应市之时。此时天气干燥，吃些藕，能起到养阴清热，润燥止渴，清心安神的作用。同时，莲藕煮熟后，色白变紫，性温，有收缩血管的功能，多吃可以补肺养血。因此，莲藕是秋季时令的"当家菜"。

（5）百合

百合性微寒，味甘淡，可润肺止咳，宁心安神，补中益气，富含人体所必需的优质蛋白质、不饱和脂肪酸、微量元素、维生素和多种生物碱。百合鲜品含黏液质，具有润燥清热作用，中医用之治疗肺燥或肺热咳嗽等常能奏效。百合入心经，能清心除烦，宁心安神，用于热病后余热未消、神思恍惚、失眠多梦、心情抑郁、喜悲伤欲哭等病症。

3. 饮食宜少辛增酸

中医学认为，肺属金，通气于秋，肺气盛于秋，少吃辛味，是以防肺气太盛。同时，若肺气太盛则可伤肝，形成"金克木"，故在秋天要增酸以护肝，可多吃一些酸味的水果和蔬菜。秋燥时节，气候干燥、燥气伤肺，应不吃或少吃辛辣、烧烤、煎炸的食品，如辣椒、花椒、桂皮、生姜、葱、大蒜、八角、茴香、炸鸡腿、炸鹌鹑等。这些食品属于热性，食后容易上火，加剧人体失水、干燥，从而加重秋燥对人体的危害。

（1）苹果

秋季是苹果成熟的季节，这个时候的苹果鲜甜多汁。中医学认为，苹果具有生津、润肺、除烦、开胃、醒酒等功用，对消化不良、气壅不通者，可榨汁服之。

现代医学认为，苹果中含有大量的钾元素、糖分、果胶等，能够很好地消除身体的疲惫感。苹果中的维生素含量非常高，具有美容的功效，能够很好地延缓衰老。过于肥胖者还可以在饭前吃一个苹果，不仅可提升饱腹感，还有促减肥的作用。苹果中含有大量膳食纤维，可促进肠道蠕动，润肠通便。

（2）石榴

金秋燥气主令，人体常表现出诸多"津亏液少"的秋燥症，如口鼻咽喉干燥、皮肤皲裂、大便秘结等，故"当秋之时，其饮食之味，宜减辛增酸"。石榴味酸、甘，可化生阴液，如水行舟，生津润燥，治疗时病燥邪具有良好功效。石榴还具有杀虫、收敛、涩肠、止痢等功用，适用于久痢、久泻、便血、脱肛、带下、胃积腹痛、疥癣、中耳炎、创伤出血等。

（3）葡萄

葡萄味甘、酸，鲜食酸甜适口，生津止渴，开胃消食。《陆川本草》里记载："葡萄滋养强壮，补血，强心，利尿。治腰痛、胃痛、精神疲惫、血虚心跳。"秋初时节，温燥袭人，葡萄酸甘化阴，生津止渴，润肺除燥，堪称应季佳果良药。有研究表明，多食葡萄还可消除疲劳，改善过敏，防癌抗癌，抗贫血等功效。

（4）杨桃

杨桃性平，味甘、酸，其果能生津止渴，解烦，除热，利小便，治疗小儿口烂、蛇咬伤等。秋季时，若风热咳嗽，可将杨桃洗净鲜食；若小便热涩，用鲜杨桃2~3个，洗净切碎、捣烂绞汁，温开水冲服，日服2次；若咽喉肿痛，将鲜杨桃洗净生食，一日2~3次，每次1~2个。但本品多食伤胃，尤其是平素脾胃虚寒者更应少食。

（5）柚子

柚子性寒，味酸，无毒，功能理中除胀，化痰止咳，健胃消食，消肿止痛，适用于胃病、消化不良、慢性咳嗽、痰多气喘等。柚子甜酸适口，除果肉供食用外，果皮还可作蜜饯。其维生素C、维生素P含量较高，有益于心血管疾病及肥胖患者食用。柚子所含的有机酸，大部分为枸橼酸，而枸橼酸具有消除人体疲劳的作用。

（6）柠檬

柠檬性微寒，味酸、甜，入肺、胃经，具有生津，止渴，祛暑，安胎等功用。研究证实，柠檬中含有丰富的维生素C，具有抗菌、提高免疫力等多种功效。感冒时一天喝上500~1000毫升的柠檬水，可有效缓解感冒症状，辅助治疗感冒。常喝柠檬水还可以防治心血管疾病，预防和辅助治疗高血压和心肌梗死。

（7）山楂

秋天是山楂收获的季节，一颗颗红玛瑙似的山楂，令人垂涎欲滴。正如我们所熟知的，山楂能增进食欲，帮助消化。中医学认为，山楂性微温，味酸、甘，具有散瘀，消积，化痰，解毒，活血，提神，清胃，醒脑，防暑，增进食欲等功效，且因含三萜类烯酸和黄酮类，山楂也被称为降低血压和胆固醇的"小能手"，对高血压、冠心病、糖尿病等多种疾病都有一定辅助治疗效果。同时，生山楂还有减肥之效，减肥人群可适当食用。

（8）青橄榄

青橄榄入口味酸涩，嚼之余味回甘，又名"肺胃之果"，具有清肺利咽，化痰消积，解毒生津的作用，可治疗咽喉肿痛、肺燥咳嗽、食少食积。秋天气候干燥，若常食二三枚橄榄，有生津止渴，防治上呼吸道感染之效。

4. 饮食宜燥则润之

秋季的主要气候特点是干燥，空气中缺少水分，人体同样缺少水分。为了适应秋季干燥的特点，人体必须经常给自己"补液"，以缓解干燥气候对人体的伤害。

古代医家提出"朝朝盐水，晚晚蜜汤"，成为对应秋燥的最佳饮食方。白天喝点盐水，晚上则喝点蜜水，这既是补充人体水分的好方法，又是秋季养生、延缓衰老的饮食良方，同时还可以预防因秋燥而引起的便秘。

（1）蜂蜜

《神农本草经》上记载蜂蜜："安五脏，诸不足，益气补中，止痛解毒，除众病，和百药，久服强志轻身，延年益寿。"蜂蜜对于津液不足诸症，脾胃阴亏或气虚所致的胃脘疼痛等均有一定疗效。在秋季经常服用蜂蜜，不仅有利于这些疾病的康复，而且还可以防止秋燥伤害人体，起到润肺、养肺的作用。

（2）梨

中医学认为，梨性平，味甘，酸，有生津止渴，止咳化痰，清热降火，养血生津，润肺去燥等功效，梨富含膳食纤维，是最好的肠胃"清洁工"，饭后吃梨，能促进胃肠蠕动，预防便秘。人们常因气候干燥而引起皮肤瘙痒、口鼻干燥、干咳少痰等，此时每天吃一两颗梨可缓解干燥，润燥消风。梨具有一定的降低血压、养阴清热的功效，对高血压、心脏病、肝炎、肝硬化者大有益处。梨有助于预防痛风、风湿病和关节炎等。

（3）甘蔗

甘蔗汁多味甜，营养丰富，被称作果中佳品，有"秋日甘蔗赛过参"的美誉，是秋季人们喜爱的水果之一。中医认为，甘蔗味甘，性寒，归肺、胃经，具有清热解毒，生津止渴，和胃止呕，滋阴润燥等功效。主要用于口干舌燥、津液不足、小便不利、大便燥结、消化不良、反胃呕吐、呃逆、高热烦渴、解酒毒等。同时，甘蔗含有较多的人体必需的微量元素，其中以铁的含量特别多，故甘蔗素有"补血果"的美称。

（4）甲鱼

据《本草纲目》记载，甲鱼有滋阴补肾，清热化瘀，健运脾胃等功效，可治虚劳盗汗，阴虚阳亢，腰酸腿疼，久病泄泻，小儿惊痫，闭经、难产等。甲鱼富含维生素 A、维生素 E、胶原蛋白、多种氨基酸、不饱和脂肪酸、微量元素，能提高人体免疫力，促进新陈代谢，增强人体的抗病能力，有养颜美容和延缓衰老的作用。同时，甲鱼还能"补劳伤，壮阳气，大补阴之不足"，对肺结核、贫血、体质虚弱等亦有一定的辅助疗效。

（5）猪肺

猪肺性微寒，味甘，有止咳，补虚，补肺之功效，用于肺虚久咳短气、咯血等。中医认为，肺与秋令相应，根据"以脏补脏"原理，秋季可多食猪肺。

5. 谨防"秋瓜坏肚"

秋季正是蔬果成熟上市时，此时选择虽多了，但肠胃症状也随之"热闹"了起来。尤其是脾胃虚弱的人，"闹肚子"成了常见的事，这就是我们常说的"秋瓜坏肚"。这时候不论是西瓜还是香瓜都不能多吃，否则会损伤脾胃的阳气，出现呕吐、腹泻等症状。

在"原味口感"与"胃肠不适"两难处境下，我们该如何抉择呢？不妨来杯自制热果汁，既能照顾脾胃功能，温暖肠胃又能兼顾美味与营养。因此，我们提出水果煮着吃的家常做法。

（1）煮梨润肺

秋季是养肺的最佳时节，多吃梨能润肺清火，补阴润燥。梨性寒，把梨煮成汤后可降低寒性，有益脾胃吸收。有人喜欢煮梨时削掉梨皮、挖去梨核，此举不可取，梨皮润肺止咳作用最好，煮汤时把梨洗净，直接切块煮即可。

（2）煮苹果防腹泻

每年11月前后，是秋季腹泻的高发期，而食用煮苹果可以帮助缓解腹泻症状。苹果内含有鞣酸和果胶，鞣酸是肠道收敛剂，能使大便内水分减少，果胶煮熟后也有收敛、止泻的作用。苹果果皮含鞣酸丰富，果胶也分布在果肉内近皮处，因而苹果煮水也不要削皮，以免有效成分流失。

（3）煮柚子降脂

柚子能理气化痰，润肺清肠，健脾降脂。最常见烹调柚子的方式是制作蜂蜜柚子茶，首先，用刀把柚子皮薄薄地刮下来，将柚子肉撕成小块；然后，切好的柚子皮放入清水，中火煮10分钟；再放入果肉熬1个小时，放凉后加入蜂蜜，搅拌均匀即可。

（4）蒸橙子止咳

蒸橙子是秋季止咳常用的食疗方，但这个方法仅适合因气滞血瘀或肺燥引起的热咳，不适合外感风寒引起的寒咳。具体方法是，把橙子洗净后用盐水浸泡20分钟；在其顶部平切一刀，形成一个盅；露出的果肉用筷子戳几个洞，然后将切下来的"盖子"重新盖回去；将橙子放进碗里蒸 15 分钟，蒸好后去橙皮吃果肉，碗底汁水最好也一起喝掉。

（5）蒸山楂健脾开胃

山楂含有大量的有机酸、果酸等，生吃对胃有一定的刺激，还会有"倒牙"的状况。蒸熟的山楂也有健脾开胃，消食化滞，活血化痰的食疗功效。具体做法是，将山楂除去核放碗里，加入冰糖，放到蒸锅上蒸 15 分钟即可。蒸出来的山楂色泽鲜明，口味酸酸甜甜，可增进食欲，帮助消化。

6. 秋冻助于阳气内收

俗语云："春捂秋冻，不生杂病。"夏季人体阳气趋于机体肌表，冬季阳气内伏于机体内脏，而秋天之季，则是阳气由外向内进行转化，此时人体应该有意识地"挨冻"，让人体体表毛孔加速闭合，促进阳气的内收。切不可以观一叶落而知秋，早早地穿上冬衣。适宜的凉爽刺激，有助于锻炼耐寒能力，在逐渐降低温度的环境中，经过一定时间的锻炼，能促进身体的物质代谢，增加产热，提高身体对低温的适应力。

（1）秋冻时宜

根据秋季气候的变化，具体可以将秋燥分为温燥、凉燥。在温燥之时，凉风习习，虽凉还不至于寒，人们还能耐受，少穿一件衣服，有意识地让机体冻一冻，能促进阳气的内守，即古语所说的"饮食以调，时慎脱著"。反之，到了凉燥之时，我们则应根据气候的变化，随时加减衣服，做到"避色如避难，冷暖随时换"。

（2）秋冻防护部位

秋季应多注意足部、腹部、颈部、肩部的防冻措施。人体足部有很多穴位，如足三阳经的起点，掌管着肝、脾、肾等重要器官，如足部受风着凉自然会影响这些器官的正常工作。因此，热水泡脚、入秋不再穿凉鞋都是秋季防冻的好习惯。手脚冰凉及体弱的人，不妨在晚上穿双薄袜子入睡。上腹受凉容易引起胃部不适，甚至疼痛，有胃病史的人尤应加以注意；下腹受凉对女性伤害大，容易诱发痛经和月经不调等，经期妇女尤其要预防下腹受凉。颈部受凉寒气向下容易引起肺部症状明显的感冒；向上则会导致颈部血管收缩，不利于脑部供血。肩关节及其周围组织相对比较脆弱，如受凉则容易受伤。

（3）秋冻不适宜人群

秋冻还要因人而异，如年老、年幼、体弱者就不适宜秋冻。这是因为他们抵抗外邪能力较弱，容易受寒邪伤害。除此之外，有心脑血管危险因素、骨关节炎的病患，在进入深秋时就要注意保暖，以防外邪侵袭而加重病症。

7. 户外运动防秋乏

话说"春困秋乏"，秋季来临时很多人会感到倦怠、乏力、精神不振等，这是人体的一种正常反应。因为从生理上讲，在炎热的夏季，人体大量出汗使水盐代谢失调，胃肠功能减弱，心血管和神经系统负担增加，再加上得不到充足的睡眠和舒适的环境调节，人体过度消耗了能力，失了"老本"。到了秋季，出汗减少，体热的产生和散发以及水盐代谢也逐渐恢复到原有的平衡状态，人体进入生理休整阶段。一些潜伏在夏季的症状就会出现，机体就产生了莫名的疲惫感，民间谚语说的"秋后算账"，大概就是这个意思了。

防秋乏的最好办法，就是适当地进行体育锻炼，同时保证充足睡眠。金秋时节，天高气爽，选择户外锻炼，到空气好的户外呼吸吐纳，不仅可以增强肺系功能及抗病能力，还能有效地抵御燥邪的侵袭，对冬季多发的呼吸系统疾病也有良好的预防作用。然而，由于人体的生理活动随自然环境的变化处于秋季"收"的阶段，阴精阳气都处在收敛内养的状态，故运动养生也要顺应这一原则，即不要做运动量太大的项目，以防汗液流失，阳气伤耗。以运动到背部微微出汗，或自己感觉疲劳便停止运动为宜。

四、冬季养生

　　冬季，是从立冬（象征冬季的开始）之日起，到立春之日止，其间经过小雪（象征开始降雪）、大雪（象征降雪较大）、冬至（象征进入"数九"寒天）、小寒（象征气候比较寒冷）、大寒（象征最冷时节）等六个节气。

　　《素问·四气调神大论》曰："冬三月，此谓闭藏。水冰地坼，无扰乎阳，早卧晚起，必待日光，使志若伏若匿，若有私意，若已有得，去寒就温，无泄皮肤，使气亟夺，此冬气之应，养藏之道也。逆之则伤肾，春为痿厥，奉生者少。"

　　冬月草木凋零，冰冻虫伏，是自然界万物闭藏的季节，人体的阳气也要潜藏于内。因此，冬季养生的基本原则是要顺应体内阳气的潜藏，以敛阴护阳为根本，即《黄帝内经》里提倡的"秋冬养阴"，而在匿藏精气的时节，冬令进补以立冬后至立春前这段期间最为适宜。

1. 早睡晚起藏阳气

　　对"晚上睡不着，早起睡不醒"的现代人来说，早睡早起似乎成了一种奢望。其实，早睡早起并非是一成不变的健康作息"金标准"，睡眠养生也要根据四时的变化适当调整。《黄帝内经》称："冬三月，早卧晚起，必待日光。"意思是说人们在寒冷的冬天，一定要早睡晚起。因为"冬三月，为闭藏"，到了寒冷的冬季，生机潜伏、万物蛰藏，白昼逐渐缩短，黑夜逐渐延长。人们的起居也要适应自然界变化的规律，适当地延长睡眠时间，"早卧晚起"，有利于人体阳气的潜藏和阴精的积蓄，以顺应"肾主藏精"的生理状态。

具体来说，冬季应该做到早点上床睡觉，以养人体阳气，保持温热的身体；如果时间允许，待到阳光照耀时起床最好，这时人体阳气迅速上升，此时起床，不仅可以躲避寒邪，求取温暖，避免阳气受到扰动，而且能保持头脑清醒。

2. 避寒保暖护阳气

冬季气候寒冷，寒气凝滞收引，易导致人体气机、血运不畅，而使许多旧病复发或加重。特别是那些严重威胁生命的疾病，如脑卒中（中风）、心肌梗死等。所以冬季养生的重要原则是避寒保暖护阳气。避寒保暖最需做到的是保持以下部位的温暖：保持头部温暖。头部暴露受寒冷刺激，血管会收缩，头部肌肉会紧张，易引起头痛、感冒，甚至会造成胃肠不适等。保持背部温暖。寒冷刺激可通过背部的穴位影响局部肌肉或传入内脏，危害健康。除了引起腰酸背痛外，背部受凉还可通过颈椎、腰椎影响上下肢肌肉及关节、内脏，促发各种不适。保持脚部温暖。一旦脚部受寒，可反射性地引起上呼吸道黏膜内的毛细血管收缩，纤毛摆动减慢，抵抗力下降。病毒、细菌乘虚而入，使人感冒。

同时，我们还要注意冬日切忌紧闭门窗，室温不宜过高或过低。这是因为室温过低易伤人体元阳；室温过高则导致室内外温差大，外出活动易感冒，所以室温保持在18~22℃为宜。

3. 坚果多补肾

冬季，人体阳气收藏，气血趋向于里，皮肤致密，水湿不易从体表外泄，而经肾、膀胱的气化，少部分变为津液散布周身，大部分化为水，下注膀胱成为尿液，无形中就加重了肾脏的负担，易导致肾虚等病证。

说到肾虚，很多人立刻联想到一系列问题：腰酸、腰痛，就是肾虚吗？性功能不好，是肾虚吗？我得过肾病，是肾虚吗？由此可见，肾虚一词虽深入人心，但大部分人对什么是肾虚仍存在诸多疑问。其实临床上常见的腰酸、腰痛、性功能差应该归属于中医肾虚的范畴，但肾病就并不一定属于肾虚了。

中医学认为，肾虚指肾脏精气阴阳不足，常表现为精神疲乏、头晕健忘、耳鸣耳聋、发脱枯槁、齿摇稀疏、腰背酸痛、性功能失常（梦遗、阳痿、滑精）、不育、不孕、小儿囟门迟闭、小儿骨软无力、老年人骨质脆弱和易于骨折、尺脉弱等。

面对肾虚病证，我们可以采用补肾方式加以解决，而冬季与肾气相通，气血潜藏于体内，故冬季是补养肾气的最佳时间点。在补肾食物的选择上，应以补肾填精的坚果食品为要，如花生、核桃、板栗、榛子、杏仁等食物。坚果能补肾健脑，强心健体，补肾效果显著，且其性温热，若在其他季节食用容易上火，而冬季寒气重，适合食用。

（1）核桃

核桃外型类似于脑回结构，中医以取类比象的方式，认为核桃具有"以形补形"的功效，可以达到强肾补脑的作用，令人长寿。研究表明，核桃树寿命长，连续存活和结果数百年，故核桃又被称为"长寿果"。中医学认为，核桃味甘，性温，入肾、肺、大肠经，具有补肾固精，温肺定喘，润肠通便的功效，用于肾虚腰痛、两脚痿弱、小便频数、遗精阳痿、肺气虚弱、肺肾两虚、喘咳短气、肠燥便秘、大便干涩等。

（2）栗子

栗子，又叫板栗、大栗、毛栗，味道特别香甜。唐代孙思邈说："栗，肾之果也，肾病宜食之。"中医学认为，栗子能补脾健胃，补肾强筋，活血止血，对肾虚有良好的疗效，故又称之为"肾之果"，是抗衰老、延年益寿的滋补佳品。

（3）腰果

腰果，味甘，性平，无毒。可治咳逆、心烦、口渴。《本草拾遗》云："腰果仁润肺、去烦、除痰。"《海药本草》亦云："主烦躁、心闷、痰鬲、伤寒清涕、咳逆上气。"此外，腰果还可以健脾，脾胃不佳的朋友，常吃腰果会有不错的保健功效。

研究发现，腰果还具有抗氧化、防衰老、抗肿瘤和抗心血管病的作用。而其所含的脂肪多为不饱和脂肪酸，是高血脂、冠心病患者的食疗佳品。

（4）黑枣

黑枣，性温，味甘，入脾、胃经，能补中益气，养血安神，补肾明目，是润泽肌肤、乌须黑发佳品。黑枣富含蛋白质、糖类、有机酸、维生素B和维生素E，以及磷、钙、铁等微量元素，并对延缓衰老、增强机体活力、美容养颜都很有帮助，所以黑枣被称为"营养仓库"。

4. 黑色食物入肾补肾

根据中医的五行学说，黑色属肾，补肾宜多吃黑色食物。所以冬季养生要注意选择入肾的黑色食物，加强对肾的养护。

（1）黑豆

中医学认为，黑色入肾，因此常吃黑豆对肾脏好。黑豆补肾益阴，健脾利湿，除热解毒，也是润泽肌肤，乌须黑发的佳品。黑豆表皮中含有丰富的花青素，能够清除体内自由基，抵抗衰老，李时珍也在《本草纲目》中记载："久食黑豆，好颜色，变白不老。"所以说黑豆对女性养颜大有裨益。此外，黑豆有排脓拔毒、消肿止痛等功效，并有益于防治高血压、高血脂、心脏病等疾病。《神农本草经》中记载，服黑豆汁止脓疮痛，或将生黑豆磨碎，涂于生脓疮或肿胀处，也可见效。

（2）黑木耳

黑木耳性平，味甘，归肺、胃、大肠经，具有益气，润肺，补脑，轻身，凉血等功效。黑木耳有"血管清道夫"之称，多吃点黑木耳，一方面有利于排毒通便，另一方面有凉血、增加食欲之效。同时，黑木耳也被认为是极好的防癌食品，有助于预防大肠癌。黑木耳还有调节血糖，降低血液黏稠度，降低血胆固醇的作用。黑木耳热量低，多食可以增加饱腹感，有助于控制体重，保持体形。

（3）黑米

黑米有滋阴补肾，健脾暖肝，补益脾胃，益气活血，养肝明目等功效，可入药入膳，对头昏目眩、贫血白发、腰膝酸软、夜盲耳鸣等疗效尤佳，长期食用可延年益寿。因此，被人们称为"药米""长寿米"。由于它常用于孕妇、产妇等的补血，又有"月米""补血米"之称。历代帝王也把它作为宫廷养生珍品，称为"贡米"。

现代医学证实，经常食用黑米，有利于防治头昏、目眩、贫血、白发、腰膝酸软、肺燥咳嗽、大便秘结、小便不利、肾虚水肿、食欲不振、脾胃虚弱等。黑米中含膳食纤维较多，有利肠道蠕动，可预防便秘。黑米中的钾、镁等矿物质还有利于控制血压，降低患心脑血管疾病的风险。

83

（4）黑芝麻

黑芝麻，不但味道可口，用法众多，而且含有丰富的营养素。黑芝麻以其颜色优势在祖国医学领域牢牢抓住了"养肾"这一长处。《东医宝鉴》认为，黑芝麻性平，味甘，无毒，具有益气力，长肌肉，填脑髓，坚筋骨，润五脏等保健功效，被视为滋补圣品，适宜肝肾不足所致的眩晕、眼花、视物不清、腰酸腿软、耳鸣耳聋、发枯发落、头发早白之人食用。

（5）黑荞麦

黑荞麦营养丰富，其中油酸和亚油酸含量相当高，此外其中的维生素P、维生素B_1、维生素B_2、维生素E以及微量元素镁、铁、钙、铜等含量均比谷物类食品高出许多。中医学认为，黑荞麦具有消食，化积，止汗，消炎之功效。临床上还用黑荞麦辅助治疗高血压，控制糖尿病，防治白内障、视网膜炎等。

5. 进补宜"血肉有情"之品

冬季，人体气血都藏到体内，肌表阳气不足，人体容易因感受各种外邪而出现感冒病证。因此，提升人体免疫力，抵御外邪侵袭是冬季养生的重要环节。"三九补一冬，来年无病痛"，天气寒冷，闭藏之季，冬季成为"进补"的最佳时节。此时，用些"血肉有情"之品，如阿胶、鹿茸等，有运化阳气的作用，在冬季运化人体阳气是为了明年春天准备，就像树要冬灌一样。

（1）羊肉

李时珍在《本草纲目》中记载："羊肉能暖中补虚，补中益气，开胃健身，益肾气，养胆明目，治虚劳寒冷，五劳七伤。"羊肉性热，味甘，是适宜于冬季进补及补阳的佳品。中医学认为，它能助元阳，补精血，疗肺虚，益劳损，是滋补强壮之品。《本草从新》中说，它能"补虚劳，益气力，壮阳道，开胃健力"。金代李杲说："羊肉有形之物，能补有形肌肉之气。故曰补可去弱。人参、羊肉之属。人参补气，羊肉补形。风味同羊肉者，皆补血虚，盖阳生则阴长也。"冬季补阳我们强力推荐当归生姜羊肉汤，该汤出自古代名医张仲景的《金匮要略》，原方用于治疗腹痛属虚证、寒证者，后因其处方中的主料羊肉、生姜均为日常食材，当归属药食同源之品，故被后人纳入药膳之中，并受到老百姓的喜爱。制作时，取当归30克，生姜60克。当归选头肥身大，尾须少，外皮金黄或偏棕色，肉质饱满，断面白色，药香浓郁、味甘者佳。羊肉750克，以膻腥气味淡者佳。葱30克，以根颈部粗、壮、长者为佳。黄酒50毫升，以浙江绍兴所产者为佳，其味芬芳醇厚。盐15克。将羊肉切块焯水备用，当归清水洗净，葱、姜切片备用。羊肉、葱、黄酒、当归同放砂煲内，加开水适量，武火煮沸后，改用文火煲1小时左右，放盐调味后即可食用。本药膳适用于常神倦乏力、头晕、心慌、怕冷等血虚、阳虚体质者，亦可用于亚健康或健康人群的冬季日常食养保健。

（2）阿胶

阿胶是众所周知的滋补上品。李时珍称："驴有褐、黑、白三色，入药以黑者为良。"正宗的阿胶，讲究用乌驴皮，也就是黑色驴的皮。中医学认为，乌色属水，黑入肾，故乌驴皮滋补肾阴效果最强。李时珍《本草纲目》誉阿胶为"补血圣药"，强调阿胶的主要功用在于"补血与液"。叶天士称赞阿胶是"血肉有情之品"，其善于补血，擅长治疗血虚引起的各种病症。除此以外，阿胶还具有延年益寿，美容养颜，增强免疫力的功效。阿胶补血补液，血能养筋，液能润滑关节，充实骨髓、脊髓、脑髓，故能强健筋骨，流利关节，抗御风湿的伤害。

（3）鹿茸

中医学认为，鹿茸性温，味甘、咸，入肝、肾经，有补肾虚，益精血，强筋骨的功效，主要适用于肾阳虚和肝血不足、体质虚衰及偏寒者，对表现出阳痿、滑精、腰膝酸软、小便频繁、头晕、耳鸣、手脚发凉发麻、虚寒崩漏、带下及虚损等症状的患者有很好的滋补效果。鹿茸为补阳药之首，属于滋补药，为血肉有情之品。现代研究证实，鹿茸有增强人体免疫力、抗衰老等功效。老年人适量服用，可强壮身体，延年益寿；中年体弱、未老先衰者服用能增强体质，提高记忆力，并有助于改善精神萎靡、面无光泽、目光无神、毛发枯黄等。

6. 冬练三九，强筋健骨

"冬练三九"，是我国劳动人民在长期的锻炼中总结出来的宝贵经验。俗话说："冬天动一动，少生一场病；冬天懒一懒，多喝药一碗。"实践证明，因冬天怕冷，终日紧闭门窗，恋床，睡懒觉，或在空气污染的室内通宵打麻将、玩扑克，极易导致抵抗力下降，容易患传染性疾病。而长期坚持冬季锻炼的人，耐寒力强，不易患感冒、支气管炎、肺炎、冻疮等疾病，也能预防中老年人骨质疏松。

冬季锻炼，要因人因地制宜，如身体较弱的中老年人或有慢性病不宜外出者，可在室内锻炼，选择强身按摩、导引、气功、保健功、太极拳等；凡是身体较好者应积极进行户外锻炼，如长跑、打球、冬泳等。冬季人们的活动宜在太阳升起后再进行。这是因为，气温太低不利于人体功能运行，太阳升起后温度就会逐渐升高，所以冬季参加健身活动最好在八点钟以后，或是太阳升起后为宜。不要在寒潮过境时的大风、雨雪、大雾中锻炼。锻炼前应热身，活动肢体，以防止肌肉、筋腱拉伤和关节扭伤。不可一开始锻炼就贸然脱去衣物，可待运动身上暖和时再脱去厚衣服，并在运动后及时穿上，如衣物被出汗浸湿应及时更换衣服。

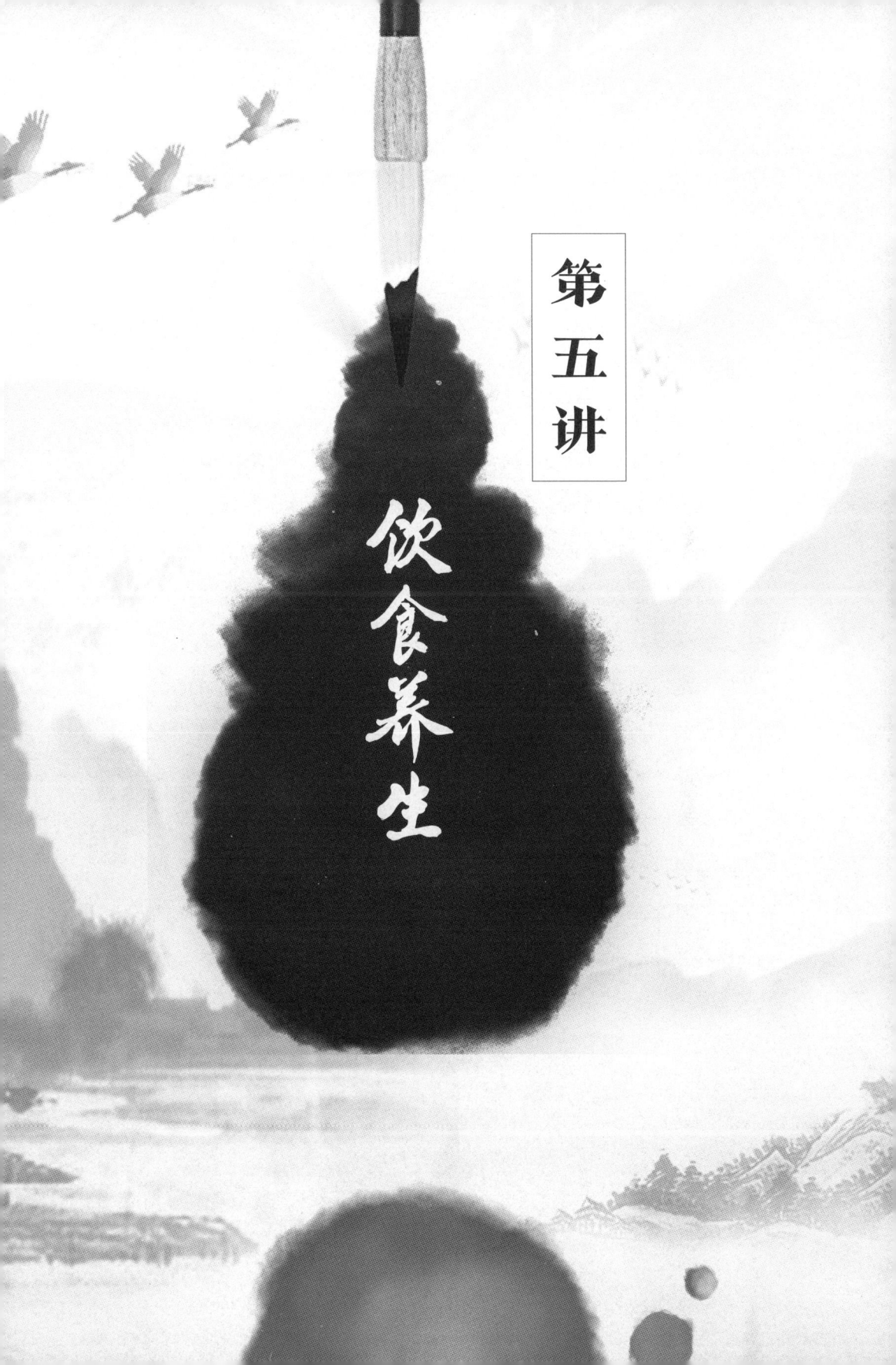

第五讲

饮食养生

孔子在《礼记》里讲"饮食男女，人之大欲存焉"，指出饮食对于人来说，是件非常重要的事情。

当母亲孕育胎儿之时，会通过脐带将营养精微输送给胎儿，脐带就成为母亲与胎儿营养运输的渠道，也是母亲与胎儿情感交流的纽带。当新生儿落地之时，就具备了与生俱来的能力——摄食能力。襁褓中的婴孩通过吸吮夹带着母亲体温的乳汁逐渐成长，"多快好省"的母乳是婴孩身体成长的重要保障。当儿童成长到一两岁时，就开始通过父母亲"一筷一匙"的哺养来获取食物，化生营养滋养身体。随着年龄的增长，两三岁的儿童逐渐掌握了"持碗夹筷"的技巧，标志着孩子已经具备了独立进食的能力，象征着孩子掌握了维持生存的技能。

通过饮食，我们获得维系身体发育与体格健康的营养供应。因此，建立正确的、科学的饮食养生观成为中医养生的重要原则之一。

一、"五谷为养，五果为助，五畜为益"的饮食养生观

随着现代社会的快速发展，人民生活水平的不断提高，糖尿病、高脂血症、脂肪肝、痛风等已成为常见病、多发病。中医学认为，造成此现象是由于人们的饮食习惯出现了问题。

中华民族特有的筷子文化代表着中华民族的饮食养生观。筷子不仅可以帮助我们熟练地进食蔬菜、米饭等素食，还可以帮助我们轻松进食鸡肉、牛肉等荤食，可以说筷子体现了中华文化中"荤素搭配"的饮食养生观。欧美等西方国家人民以刀叉作为餐饮工具，进行切肉、拣菜，一副刀叉也直接体现了西方国家以动物性蛋白等荤食作为主食的饮食观念。筷子与刀叉造就了东、西方饮食习惯的差异，以及不同族群对荤素摄入比例的基因差异。然而，随着生活水平的不断提高以及现代营养学的倡导，诸多国人认为荤食较为营养，具有强壮体质的作用，不知不觉中，形成了"三餐不离肉，一定很难受"的饮食习惯，伴随饮食习惯的改变，国人的健康逐渐偏离正常运转的轨道。蔬菜具有帮助食物消化，促进营养吸收的功能。而过食肥甘厚味之品，如鸡肉、牛肉、羊肉等，易导致胃脘胀闷、疼痛，腹痛腹泻等胃肠病症的急性发作，给人体带来极大的负担。

因此，我们应认真遵循《黄帝内经》所提倡的"五谷为养，五果为助，五畜为益"的饮食养生原则。

二、老年人的饮食养生观

　　随着社会的快速发展，"空巢老人"越来越多已成为一个不容忽视的社会问题。每逢佳节，老人难免会准备一席丰盛的晚宴迎接子女回家。然而在酒足饭饱之后却时常出现老人突发急性胃肠炎、肠梗阻、肠套叠等悲剧。为什么此类悲剧频频发生？这是因为随着年龄的增长，老年人阳气逐渐下降，略显不足，对于食物的消化与运化能力随之下降，在上午和中午时段可借助自然界旺盛的阳气，帮助机体对食物进行消化与吸收，然而到了晚上，自然界阳气衰减，加之老年人自身阳气的不足，若贸然大量摄取食物，会加重脾胃的消化负担，导致脾胃运化无力，食物囤积于体内而逐渐变成废物，造成伤食、积食，甚或出现急性胃肠炎、肠梗阻、肠套叠等严重后果。

　　因此，对于大多数老人来说，在饮食养生上，必须谨记早上吃得好，中午吃得饱，晚上吃得少。除此之外，老年人还需要坚持"九不贪"的饮食养生观念，保障身体健康。

　　一，不贪肉。老年人如食用肉类过多，会引起营养平衡失调和新陈代谢紊乱，易患高胆固醇血症、高脂血症，不利于心脑血管病的防治。二，不贪精。老年人长期食用精白米面，会导致肠蠕动减弱，引发便秘。三，不贪硬。老年人的胃肠消化吸收功能弱，如果贪吃坚硬或煮得不烂的食物，时间久了就容易消化不良或引发胃病。四，不贪快。老年人因牙齿脱落不全，饮食若贪快，容易咀嚼不完全，增加胃的消化负担。同时，还易发生鱼刺或肉骨头鲠喉的意外事故。五，不贪饱。老年人饮食宜八分饱，如果长期贪多求饱，既增加胃肠的负担，又会诱发或加重心脑血管疾病，甚至发生猝死。六，不贪酒。老年人长期贪杯饮酒，会使心肌变性，失去正常的弹力，加重心脏的负担。同时，还易导致肝硬化。七，不贪咸。老年人摄入的钠盐量太多，容易引发高血压、脑卒中、心脏病、肾脏病等。八，不贪甜。老人过食甜食，易引起肥胖、糖尿病、脱发等，不利于身心保健。九，不贪迟。老年人三餐进食时间宜早不宜迟，早些进食有利于食物消化与饭后休息，避免积食或低血糖。

◇◇◇◇◇三、药食同源的饮食养生观◇◇◇◇◇

谈到中医养生，很多人就会想到运用中药治疗的方式进行的养生保健，认为药物是调养身体的重要方式。药与"钥"同音，我们认为人生病了就如同门开不了，当门锁上之时需要用钥匙开门，而药物则具有治疗身体疾病的重要作用。反之，身体健康者，如同门是开着的，此时无需用钥匙就可以随便进出，若仍一味使用钥匙在门洞扭转，不是钥匙耗损了，就是门洞被捅坏了。因此，又有"是药三分毒"的说法，用不用药关键要看人的身体状态。

因此，日常生活中，我们更加推荐食物养生，即所谓的"药食同源"，所有的食物都有不同的偏性。因此，我们要根据体质偏性辨证地选择食物，如薏苡仁、绿豆、赤小豆、苦瓜、西瓜等寒凉食物具有泻火或解毒的作用，多用于热证；羊肉、狗肉、榴莲等温热食物具有温中或散寒的作用，多用于寒证。

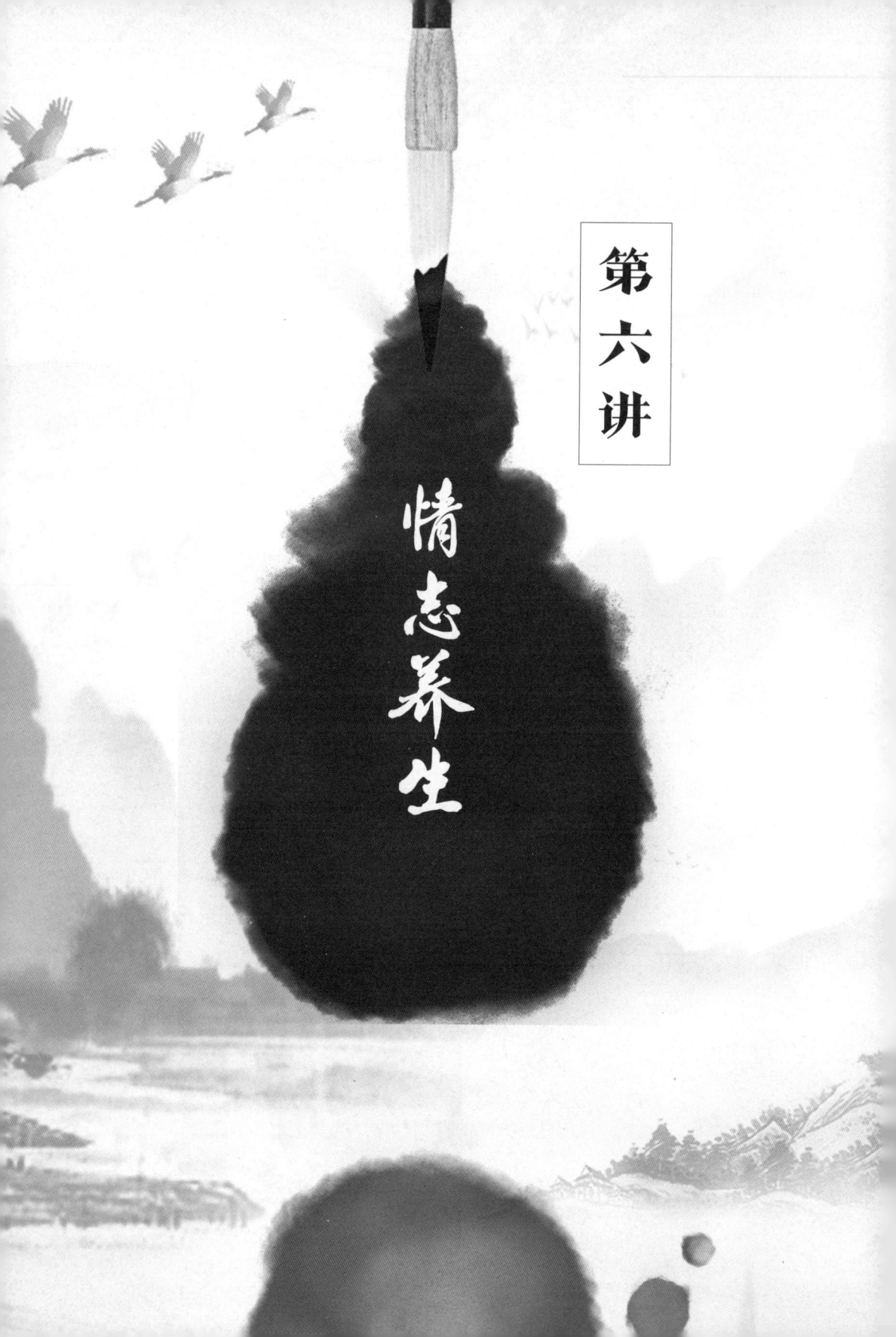

第六讲

情志养生

人具有自然属性，属于高级动物，人同时具有社会属性，在认识周围事物或与他人接触的过程中，对任何人、事、物，都不是无动于衷、冷酷无情的，而是能表现出某种相应的情感，如高兴或悲伤、喜爱或厌恶、愉快或忧愁、振奋或恐惧等，这就是常说的喜、怒、忧、思、悲、恐、惊等七情变化。在正常范围内的七情变化，对健康影响不大，也不会引起什么病变。《黄帝内经》里说："有喜有怒，有忧有丧，有泽有燥，此象之常也。"意思是说，一个人有时高兴，有时发怒，有时忧愁，有时悲伤，好像自然界有时候下雨，有时候干燥一样，是一种正常的现象。但是，如果内外刺激引起七情太过，就可能导致疾病的发生。

一、七情致病

1. 怒伤肝

《三国演义》中描述的周瑜是一位"文武筹略，雄姿英发"的将才，但好生气发怒，被诸葛亮"三气"之下，大怒不止而死。这个故事充分说明了"怒伤肝"的危害，大怒导致肝气上逆，血随气而上溢，轻者会肝气郁滞，食欲减退；重者便会出现面色苍白，四肢发抖，甚至昏厥死亡。

中医学认为，肝为将军之官，性喜顺畅豁达。如果长期郁愤，可以导致肝气郁结，引起生理功能紊乱。现代医学研究表明，愤怒会使人呼吸急促，血液内红细胞数剧增，血液比正常情况下更易凝结，甚至引起心动过速，这样不仅会损伤心血管系统，更会影响肝脏健康。有调查结果显示，易怒的人患肝脏疾病的可能性明显高出一般人。

2. 喜伤心

俗话说："笑一笑，十年少。"当我们遇到喜事的时候，心情必然愉悦，正常的喜悦会使人精神愉悦，心气舒畅。然而，如果狂喜极乐，则可导致气缓，即心气涣散，血运无力而瘀滞，从而出现心悸、心痛、失眠、健忘等病症。如《灵枢·本神》所言"喜乐者，神惮散而不藏"，喜伤心指的就是喜乐过极损伤心神。

以《范进中举》里范进喜极而疯的情节为例，主人公范进，表面上呆头呆脑，穷困愚陋，逆来顺受，酸气十足，但内心里却热恋功名，追求利禄，倔性十足。从他身上，可以看到科举制度对他的毒害，以至于四十余岁方才中了举人，想必在此前的考试过程中他必然心生怨恨，郁怒伤肝，肝郁乘脾，脾失健运，导致痰湿内生。诚如报喜人道："他只因欢喜狠了，痰涌上来，迷了心窍。"这与中医学说的理论不谋而合，心主神志，当痰迷心窍之时，人体必然发昏神癫。同时报喜人又说道："范老爷平日可有最怕的人?如今只消他怕的这个人来打他一个嘴巴，他吃这一吓，把痰吐了出来，就明白了。"范进丈人胡屠夫的一记耳光，确是把堵在心窍的痰给打了出来，范进就恢复了正常的神志。故此，范进中举确是"过喜伤心"的最佳诠释。

3. 忧、悲伤肺

人在悲伤、忧愁时，可使肺气抑郁，耗散气阴，出现感冒、咳嗽等病症。中医学认为，肺主皮毛，所以悲伤肺，还可表现在某些精神因素所致的皮肤病上，如情绪抑郁，忧愁悲伤可以导致荨麻疹、斑秃、牛皮癣等。

4. 思伤脾

思为脾之志。思考本是人的正常生理活动，倘若思虑太过，甚至空怀妄想，谋虑怫逆，皆可导致气结不行，积聚于中，所谓"思伤脾"。《吕氏春秋》记载，齐闵王因为思虑过度，损伤了脾胃功能，以致积食内停，久治不愈，后经文挚用激怒的方法，令其吐出胃中积食而告愈。临床上，我们常见知识分子易患消化道溃疡、胃炎等消化系统病症，皆因其思虑过度，脾气郁结，久则伤正，运化失常，最终出现食少纳呆，胸脘痞满，腹胀便溏等。

5. 惊、恐伤肾

中医学认为恐为肾之志，长期恐惧或突然惊恐，皆能导致肾气受损。肾主藏精，为先天之本，若过于恐怖，则肾气不固，气陷于下，可出现二便失禁，遗精，肢冷等。我们常说吓得"屁滚尿流"，是指人在极度害怕的情况下大小便失禁。这是因为肾司二便。一个人过度恐惧的时候，他的肾气就散了，肾的固摄功能就下降了，大小便就失禁了。恐与惊密切相关，略有不同，多先有惊而继则生恐，故常惊恐并提。然惊多自外来，恐常由内生。

二、调畅情志养生策略

《素问·上古天真论》记载："恬淡虚无，真气从之，精神内守，病安从来。"

中医认为，人的精神、意识、思维活动和情志情绪表现由心主宰，即《素问·灵兰秘典论》所谓"心者，君主之官，神明出焉"。故养神即是养心，心神健旺，则五脏六腑及所有的组织、器官才能进行正常的生理活动，身体才能健康，寿命才能绵长。所以，人在思想上如果能保持淡泊质朴、少有忧思杂念，正气、元气就能顺从而调和，精气和神气存留体内，体内就能保持充沛的正气，机体抗病能力强盛，疾病就无从发生，就能达到健康长寿的目的。

具体来说，应把握以下几点。

1. 清静养神

思想清静，是指思想安静而无杂念的状态。思想清静能够调畅气血，促进人体精、气、神的充盛内守。古人在保持思想清静、清静养神方面采用如下措施。

第一，少欲望。老子在《道德经》中就主张少私寡欲。减少私心，降低嗜欲，能减轻了思想上不必要的负担，有利于思想清静。《太上老君养生诀》提出要"除六害"：一者薄名利，二者禁声色，三者廉货财，四者损滋味，五者除佞妄，六者去妒忌。

第二，少思虑。曹庭栋《老老恒言》："有必亲办者，是毅然办之，亦有要姑置者，则决然置之，办之所以安心，置之亦所以安心，不办又不量，终日往来萦怀，其劳弥甚。"及时果断地处理日常事务，做到"近人事，智于圆，而行于方"，即考虑尽量全面，处理尽量果断。

第三，调情志。要保持乐观、愉快、宁静的情志状态，培养良好的性情，陶冶健康的情操，要学会克服或调节那些难以避免的精神刺激，预防情志失调引发疾患。

2. 免伤七情

人非草木，孰能无情。各种外界客观事物刺激着人体，势必产生不同的心理活动和相应的情志、情绪变化。前面已经讲过情志失调对身体的伤害。若要"恬惔虚无"，就不能产生过激的情志，亦不能长期存留不良情志，不为情志、情绪所伤，方能"精神内守"。在日常生活中要着重调控如下过激情志、情绪，以维护我们的身心健康。

第一，慎狂喜。适度喜悦，能缓解紧张情绪，使气血调和，心气舒畅。但喜也要适度，若超过限度，或对突如其来之喜节制不好，则对健康不利。其中，高血压、冠心病等慢性病患者，对突然而来的喜事，更要节制，时时注意心理平衡。

第二，戒暴怒。轻度的发怒，有时利于抒发压抑的情绪，有益健康，关键在于适可发怒，善于自我调控，莫"一发不可收拾"。预防暴怒可用自我警示、提醒的方法，可收到良好的效果。

第三，解忧思。化解忧思，既要保持积极向上的乐观情绪，开阔心胸，又要善于换位思考，必要时要用"阿Q精神"，聊以自慰。

中医养生十讲

第四，化悲痛。防止悲痛过度，平时就要树立正确的人生观，明白生老病死是自然规律，不顺心之事十有八九，要化悲痛为力量，以积极进取的心态处置悲哀厄运。

第五，避惊恐。避免惊恐伤身，平时要做到锻炼心智，正气内存，遇事不惊，大义凛然，泰然处事。

3. 动静相宜

气功锻炼最重要的是"调心"。如导引、按跷、吐纳、坐忘这一类的自我身心养生保健方法，符合"恬淡虚无，真气从之，精神内守"的情志养生大法。

气功有动静之分，但动功并非动而不静，静功并非静止，而是人体功能活动中的一种特殊运动状态。气功的本质是根据阴阳互根，动中求静，静中求动，动静相兼，调节人体平衡，可益寿延年。南朝养生家陶弘景《养性延命录》说："能动能静，所以长生。"练气功必须掌握调身、调息、调心三个环节，其中调心就是入静，初步入静多表现为心气平和，情绪安定，精神集中，杂念减少，对外界刺激反应也相对减弱；进一步锻炼，思想更加净化，主观上只有一丝气息，绵绵密密，心息相依，心神宁静，意念专一；入静进一步发展，则自觉恬淡虚无，静若止水。由此可知，时常练气功，是促使精神内守、健康长寿的养生保健措施。

《素问·上古天真论》所说："志闲而少欲，心安而不惧，形劳而不倦，气从以顺，各从其欲，皆得所愿。"这就是中医学情志养生所要达到的状态，也是人与人和谐、幸福的状态。

第七讲

时辰养生

研究报告指出，中国人群中仅约 30% 有午休的习惯，而剩下的 70% 要不在午休时段工作，要不利用午休时间去健身或娱乐。同时另外一份数据表明，38% 的人群在 23 点至 1 点入睡，27% 于 1 点至 3 点入睡，2% 的人在 3 点以后才入睡，仅有 33% 的人在 23 点前入睡。看到这份调查报告，深感中医知识普及不够深入。中医认为，子时阳气初生，午时阴气初生，初生之时阳气弱小，保护则有利于其长、化、收、藏。因此要求我们每日都要睡好子午觉。我们常听说许多脑力劳动者，如教师、公务员、律师、记者，虽然饮食清淡，但却患上了脂肪肝、糖尿病、痛风、高脂血症等疾病，这就是没有好好睡子午觉惹的祸。睡眠时间的长短虽因人而异，但是睡眠的节点有着非常严格的要求。

　　古人将一天分为十二个时辰，也就是两个小时相当于一个时辰。中医认为，五脏六腑、经络与十二时辰密切相关。

一、子时养生

子时睡觉促阳生。

23 点至 1 点为子时。根据阴阳消长的规律，子时为阴气最重、阳气最弱之时，此时我们应该通过睡觉来保护人体的阳气，慢慢把阳气养起来。

另外，子时归属胆经，胆具有分泌胆汁，促进消化的生理功能，胆主决断。因此，子时休息好可头脑清晰，面色红润。如果长期在子时不静卧休息，肝胆功能会受到影响，易发生胆囊炎、胆结石等。所以从现在开始，请选择健康的生活方式。工作了一天，子时正是需要让身体恢复平静，好好休息之时。

那是不是意味着我们 23 点才上床睡觉呢？答案是否定的，一般情况下人们在 10 点左右会觉得困倦，但是 11 点过后往往觉得十分有精神，这是由于胆气升发。所以我们应该在 10 点半左右上床准备休息，力争在 11 点前进入梦乡。

二、丑时养生

丑时熟睡最养肝。

俗话说肝胆相照，胆经之后就是肝经之时——丑时。丑时为凌晨 1 至 3 点。中医认为，肝主藏血，当劳动或情绪激动时，肝排出其储藏的血液到全身，供应身体活动的需要，当人休息或情绪稳定时，身体的需血量减少，大量血液则储藏于肝。

《黄帝内经》记载"人卧，血归于肝"。因此，我们在丑时应该注意休息，让血液归于肝而养肝。如果这时不管不顾地继续熬夜，不让肝脏安安静静地休息，不给它喘息的机会，自然肝脏就容易发病，就易患脂肪肝、糖尿病、痛风、高脂血症等疾病。

经常熬夜、吃宵夜并不是一个对身体有利的生活习惯。有人误认为，夜间工作辛苦，吃个宵夜可补充营养。事实不然，这么做违背了自然规律，我们应在丑时酣睡，养成良好的作息习惯。

◇◇◇◇◇◇◇◇◇ 三、寅时养生 ◇◇◇◇◇◇◇◇◇

寅时养生需熟睡。

寅时称平旦，又名黎明、早晨、日旦，即3至5点。寅时是气血流注肺经之时，这时大地开，阴阳开始发生转化，由阴转阳。此时人体也进入阳气渐盛的阶段，肝脏把血液推陈出新之后，将新鲜血液供给肺，通过肺送往全身。这个时间也是人从静变为动的开始，这个转化的过程需要通过一个深度的睡眠来完成。过敏性鼻炎的朋友在寅时容易起床打喷嚏、流鼻涕，这是因为肺朝百脉，主一身之气，如若肺气不足，其开窍于鼻的功能下降，则易出现鼻流清涕、打喷嚏、鼻塞等症状。

因此建议寅时应该注重保证睡眠质量，从而更好地保护肺气，使肺气在此时不断壮大。如果此时醒来，说明肺气不足或气血亏虚，这时不要着急起床，可在床上练练"赤龙搅海"，具体操作如下：用舌头在口腔里做360度转圈动作，然后将舌下的津液徐徐咽下，以达到化生气血的功效，又可益肺。

四、卯时养生

卯时养生需排便。

肺与大肠相表里，二者存在着重要的络属关系，5 至 7 点为卯时，是大肠经值班之时。卯时大肠经经气最旺，利于排泄。肺与大肠相表里，寅时是其上一个时辰，肺经经气最旺，肺将充足血液布满全身，紧接着促进大肠蠕动，进而吸收食物中的水分与养分，促进残渣排出。此时，大肠在人体阳气的推动下，可以迅速地排出人体肠道内的糟粕，从而排毒。

家有小孩的家长会发现小孩肺炎高热之时，常伴有便秘的症状，因此在治疗小孩肺炎高热时，我们更加需要注意疏导大肠从而宣泄肺热。因此，酌用润肠通便之药有助于肺热的消退。除此之外，我们在临床中也时常看到肺气虚的患者，出现气短、咳喘等病证之时也会出现便秘，如果辨证得当，使用补肺益气之药，就可充实寅时的肺气，促进卯时的通便顺畅。

中医认为，大肠为"传导之官"，饮食物经小肠消化吸收后，其糟粕部分下输大肠，由大肠继续吸收其中的水分，变为粪便，排出体外。起床比较早的朋友要抓住这个时间段来清理大肠内的残渣。不妨早起喝一杯温热的淡盐水或蜂蜜水，帮助肠道通便，养成规律排便习惯。只有弃旧才能迎新，我们要做好准备迎接下一个时辰。

五、辰时养生

辰时进食益胃肠。

卯时起床排便后，自然就有了饥饿感，此时也到了辰时，即7至9点。辰时是胃经当班之时。胃主受纳、腐熟，此时的胃接纳食物，并将之腐熟成为食糜，再转输到脾，令其消化、吸收，因此吃早餐是必须的。然而，现代许多人晚上熬夜玩游戏、看电视，早上起不了床，起床后就急急忙忙赶着去上班，直接忽略了早餐这一重要环节。这也是现在很多人得胆囊炎、胆石症的重要原因。

辰时养生的关键是吃好早餐。一日之际在于晨，早餐应当吃好、吃饱。早餐应当是三餐中最丰盛的。切不可因为睡过头或赶时间上班而不吃早餐。丰盛的早餐下肚，消化功能也就顺其自然地启动，胆汁有条不紊地分泌排泄，胃肠开始蠕动，崭新的一天就这么开始了。

◇◇◇◇◇◇◇◇◇◇ 六、巳时养生 ◇◇◇◇◇◇◇◇◇◇

巳时养生在于养脾胃，避免思虑过度。

巳时，即9至11点，此时是脾经值班之时。脾主运化，脾接纳由胃转输而来的食糜，经过充分的消化、吸收后，提供给全身各个脏腑、组织、器官，提供人体所需的能量，而此时的人体也是功能最佳状态。这就是为什么即使身体虚弱的老年人，在巳时依然是精神最佳之时。同时，作为年轻人，巳时是大脑最具活力的时候，也是学习、工作效率最高的时候。

因此，吃好早饭，保证脾经有足够的营养吸收，人体才能有足够的能量应付日常的运转。"思出于心，而脾应之"，思虑过度，就会造成气机郁结，脾失健运，出现情志等问题，这时候要避免过度思虑。此时或读书或做家务，或种菜养花。疲倦时即闭目养神，或叩齿咽津数十口。不宜高声与人长谈阔论。老年人最好"寡言语以养气"。

七、午时养生

午时养生有两点，吃饭睡觉不可免。

11 至 13 点是午时，是心经值班之时。心为五脏之首，君主之官。心将血液源源不断地输送到全身各处，为全身器官提供活动时所需的养分，并带走代谢产物。也就是说，心的功能旺盛则全身组织器官得到的营养就充足；反之，全身组织器官就会因营养不足而功能减退，甚至衰竭。

105

午时有两件重要的事情：一是吃午饭，二是睡午觉。午餐除要营养丰富、荤素搭配外，建议可以喝点汤，菜要少盐。不要吃得过饱，八分饱为宜。子时和午时是天地二者之气的转换点，人体也要注重这个转换点。午时日头当空，阳气最旺，但阴气初生。为了有效保护阴气，此时我们不妨选择午休半小时到一小时，以养心经。中医认为心藏神，控制着人体的思维意识活动以及精神状态。心经得到有效濡养，提升下午时段的精气神，从而有效地提高工作与学习效率。

八、未时养生

未时营养丰富养小肠。

13至15点为未时，这时小肠经值班。小肠的功能是"受盛化物"，"受盛"就是接受由胃初步消化的食物，如果小肠受盛功能失调，传化停止，腹部疼痛等病症就会出现；如果小肠的化物功能失常，就会出现消化、吸收障碍，其典型表现为腹胀、腹泻、便溏等。"化物"就是小肠将食物进一步消化成为人体可以吸收和利用的物质，并将其中的精华物质吸收，提供给人体使用，最后再将剩下的糟粕物质向下传递给大肠，由大肠排出体外。

因此，未时养生的关键是保养小肠，午饭要吃好，食物的营养价值要高，食材要精，搭配要丰富。宜食蛋白质含量高的肉类、鱼类、禽蛋和大豆制品等食物；宜多吃些蔬菜、鲜果等脂肪含量低的食物，还要保证有一定量的牛奶、豆浆或鸡蛋等优质蛋白质的摄入。午睡后可做少量和缓的运动，喝一杯茶。帮助小肠吸收，分清浊，能把水液归于膀胱，糟粕送入大肠，精华上输于脾。

九、申时养生

申时饮水运动佳。

15至17点为申时，为膀胱经值班之时。膀胱经遍布全身。在申时，气血正好运行到脑部，所以此时的学习效率很高，是学习的大好时机。如果有人一到这个时候就难受、发困，就说明是膀胱经出了问题，这时应该多喝水、多吃些水果，可利于养生。

膀胱的功能是储藏和排泄尿液。如果膀胱储藏功能失调，就会出现尿频、尿急、遗尿、尿失禁等；如果膀胱排尿功能失调，就会出现小便不利、淋沥不尽，甚至小便癃闭不通等问题。除此以外，记忆衰退与膀胱经有关。

因此，申时可以适当喝一些温开水，补充身体的水分，帮助水分的代谢，排出废物。申时人体的新陈代谢加快，这个时候最适合运动。但运动也要有一个度，这个度就是"汗出则止"。

十、酉时养生

酉时晚餐需清淡。

17 至 19 点为酉时，为肾经值班之时。肾主藏精、主生殖繁衍以及调节情绪。经过一下午的工作学习，人们常常会感觉到有点疲劳，加上太阳下山，阴气逐渐增重，有的人还会感觉腰背部发凉，这表明身体已存在一定程度的肾虚。因此，我们要注意稍作休息，保护一下生命之本的肾，比如喝杯温水。可别小看了这杯温水，其作用非常之大，一来它可以帮我们把体内的毒素通过尿液排出体外，预防肾炎、肾结石的发生；二来它具有温暖肾阳的作用，可进一步提升人体的精气神。我们可以通过按摩肾经穴位更好地保护肾脏健康。

酉时正是晚餐时间，晚餐宜早，宜少，宜清淡，可以喝点粥。酉时也是肾虚者最好的补肾时间，要补肾就要多按摩肾经穴位。每天临睡前用40℃左右的温水泡脚，左手心按摩右脚心，用右手按摩左脚心，每侧约100次，以搓热双脚为宜，脚心是肾经上的涌泉穴，按摩此穴可补肾滋阴降火。此外，在酉时可以吃一些补肾的食物，如黑芝麻、黑木耳、山药、栗子等。

十一、戌时养生

戌时喜乐最适宜。

19 至 21 点为戌时，为心包经值班之时。中医言心包为"臣使之官，喜乐出焉"。心包包裹并护卫着心脏，使其不受外邪侵入，代心受邪。心包经上有一个很重要的穴位，即膻中穴，它在两乳之间。膻中穴主喜乐。当我们刚开始生气时，为肝经有气，表现为两肋胀疼。当大怒时，则气郁在膻中，人们常表现为拍胸口。如果膻中不畅，对身体不利。因此，在日常生活当中，我们要经常按摩膻中。拨心包经也是一种重要的养生方法，即用拇指掐按腋窝底下的心包经，拨经时，两手小指会发麻。还可以敲打心包经，即将手臂上举，敲打手臂内侧，长期坚持对心脏有益。

这个时辰头脑比较清醒，记忆力也很好，更主要的是这个时间是"喜乐出焉"的时间。我们在此时与朋友或家人一起聊天，以舒畅自己的心情。此时，还要注意给自己创造安然入眠的条件，不要进行剧烈运动，以散步为佳，否则容易失眠。晚餐不要过于肥腻，否则易生亢热而致胸中烦闷、恶心。心包经值班的时候人体的心气比较顺，此时是我们一天当中的第三个黄金段，这个时间您可以学习，也可以去散步锻炼身体。但是，当心包经值班时间快结束时（21 点），您就应该散步回来。散步回来以后，再喝一杯水（或者淡茶水），可以让您的血管保持通畅。

十二、亥时养生

亥时入睡养正气。

亥时为 21 至 23 点，为三焦经值班之时。三焦是中医特有的概念与名称，其囊括了全身各脏腑、组织、器官。三焦为元气、水谷、水液的运行之所，人体十二经脉循行了十二时辰，三焦经为最后一站，三焦经掌管着人体的诸气，是六气运转的终点，是人体气血运行的要道。如果三焦经通畅，则人体内水火交融，阴阳调和，人就不会生病。

在亥时，我们应保持情绪平静，亥时是人体细胞休养生息、推陈出新的时间，此时，人随着地球旋转到背向太阳的一面，进入一天之中的"冬季"。冬季是万物闭藏的时侯，人到此时也要闭藏，其目的是为了第二天的生长。因此，此时要保持心情平静，可独自思考或与家人分享这一天的所思、所为、所得、所失，让身心充分放松，为子时的安然入睡提供良好的条件。其次，睡前要少喝水。亥时气血流至三焦经，而三焦经掌管人体诸气，是人体气血运行的主要通道，上肢及排水的肾脏均属三焦经掌管的范围。此时，阴气极盛，就要保持五脏的安静，以利睡眠。如果此时喝水，五脏就不能安静，就影响睡眠。第三，要及时入睡。三焦通百脉。人如果在亥时睡觉，百脉就会得到休养生息，对身体十分有益。

要想提高睡眠质量，首先要有颗怡然自得的心，无论大事小事，凡到睡觉前就应该摒弃，不要害怕失眠。曾有一位失眠的病患告诉我，她每天晚上都不敢进房间，因为害怕看到床铺。

其次，要合理安排床的位置，最好是头北脚南。因为睡觉时采取头北脚南的姿势，可以最大限度地减少地球磁场的干扰，使睡眠更加香甜。

第三，需要高度约 10 厘米的枕头，高度适宜的枕头，有助于颈部血管的舒张，促进脑部血液的供应，提升睡眠的质量。再者，睡觉姿势宜张弛有度，心脏位于人体的左侧，向右侧卧，呈弓形不仅可以减轻心脏承受的压力，同时能够减小地心引力对人体的影响。需要注意的是，因心主神志，睡觉时，切记不可将双手放在心脏上，否则容易引起心神被蒙而出现噩梦、易醒。

因四季气候变化，日出日落各有不同，故我们提倡春夏应"晚卧早起"，秋季应"早卧早起"，冬季应"早卧晚起"的睡眠习惯。

如果采用了上述的方法，您仍无法安然入睡，可尝试如下几种措施。首先，睡觉前喝杯温牛奶。牛奶具有帮助睡眠的功效。其次，睡前泡脚。根据全息理论，刺激足部穴位可以调整人体阴阳平衡，达到帮助睡眠的功效。

上述方法仍无效的话，建议您到医院找个中医大夫好好把把脉，看看舌头，开副中药方子，调整身体状态以帮助睡眠。这里列举几个常见的中医方剂，如天王补心丹、酸枣仁汤等。

第八讲

体质养生

人生中最重要的财富是什么？我想绝大多数人的回答会是健康。因为只有健康快乐，免于被疾病困扰，才能真正享受健康、和谐、美好的生活。

日常生活中，普通老百姓都会运用中医的基本知识来进行养生调摄。如夏天一到，饮用"凉茶"以消暑避温；冬至之后，进补鸡汤、鸭肉等温热之品。这样防患于未然的养生策略与中医学所强调的"圣人不治已病，治未病"的思想是不谋而合的。当然，民间的养生方法为广大人民群众的生命健康保驾护航起着非常重要的作用。但是任何人在相同的时间、相同的地点均可采用相同的养生方法吗？大多数人都是冬天怕冷、夏天怕热，但也有些人不管是冬天还是夏天都是非常怕冷的；有些人基本上每天排便一次，但有的人却几天才排便一次，还有些人经常排稀便，一天几次；大部分人一天的饮水量约8杯水，但有些人整天"茶杯"不离手，有些人却整天不喝水也不口渴……为什么会如此？这是因为每个人的体质不同，对应的养生方法必然就有所不同了。

我身边曾有这样的一位朋友，工作中容易因为小事与同事争吵，回家后又容易出现情绪急躁易怒的状态，还时常无法自控地训斥并未做错事情的孩子。时间一长，连他自己都担心精神出问题而到医院进行相关检查，但医院的报告令他又喜又悲，喜的是医生告诉他并未诊断出任何疾病，悲的是因为诊断不明，医生未能提供合适的治疗方案。他在朋友的推荐下，连续进食三天的鸡汤、鸭肉等营养滋腻之品，其症状似乎比先前更加严重。我对他进行详细检查后，发现其舌面上覆盖着一层厚厚的腻苔，以此给他下了"阴虚、痰湿"体质的诊断。细说之，由于工作压力的巨大，他的身体处于健康与疾病之间的过渡状态，西医的各种检查结果都在正常范围之内。而这样的状态也就是西医所言的"亚健康"。但为何进食补品后症状加重呢？这是因为中医的体质养生注重的是个性化诊疗，即使饮食调养也应随体质类型的不同而有所不同。像他这样的体质特点，早期由于阴虚火旺，属于"阴虚"体质，但因为不注意饮食调摄，后期肆意进食肥甘厚味，影响脾胃运化，助湿生痰，而兼有"痰湿"体质，因此饮食不仅应该注意清淡，还要切忌高热量、高营养之品。

什么叫体质？中医学认为，人的体质是由先天禀赋和后天因素所组成的，在形态结构、功能活动方面表现出固有的、相对稳定的个体特性，并与心理性格密切相关，其不同的体质将决定病证的发展方向。通俗地说，人体体质就是个人现时现地所呈现的生存状态，包括生理功能、组织结构和物质代谢上独一无二的状态。早在两千多年前的《黄帝内经》中就有"阴阳廿五人"的体质学说。那么，中医体质如何具体分型呢？舌诊是否可以帮助我们判断自己所处的健康状态呢？带着疑问，我们来进行深入的分析。

◇◇◇◇◇◇一、阴阳平衡体质养生◇◇◇◇◇◇

1. 体质特征

此类体质的民众具有精神充沛，体力旺盛，体格壮实，肌肉有力，面色红润，食欲旺盛，睡眠质量高，脉象滑实有力，舌淡红、苔薄白等特点。这样的体质特点是机体免疫力高，能够抵御各种邪气的入侵，一般不易患病。

我想阴阳平衡体质是每位注重养生的朋友的终极目标，因为这样的体质表明了人体处于"阴阳平衡""气血调和"的理想状态，即古文所言的"正气存内、邪不可干"。

2. 养生原则

阴阳平和质者往往有良好的生活习惯，饮食结构合理，在生活中注意协调阴阳，畅通气血，顺应四时节气养生即可。

3. 精神调摄

阴阳平和质者心态平稳，哪怕遇到大的情绪波动也能很快调整过来。在情绪方面往往能做到精神内守，恬淡虚无。

4. 饮食调养

饮食上，阴阳平和质者无需忌口，但是也不能因为体质较好而偏嗜食物或过度饮酒。阴阳平和质者可以根据季节进行相应的饮食调整，春天可以多吃一些升发的食物，如韭菜、葱、蒜等；夏天可以多吃一些清热养阴生津的食物，如西瓜、哈密瓜、凉茶；秋天可以多吃一些养阴润燥的食物，如雪梨、蜂蜜、百合等；冬天可以多吃一些温阳的食物，如羊肉、鸡肉等。

5. 起居调摄

阴阳平和质者要保持原有的良好生活习惯，做到规律作息。不妨按着《黄帝内经》中的四季养生法中记载的来做：春季万物欣欣向荣，应该晚睡早起，在庭院缓步而行，披散头发，舒展形体，使意志顺应春生之气而舒畅条达。夏季万物繁盛，应该晚睡早起，适应夏天的阳光，让精神充实饱满，并使腠理宣通，卫气疏泄，使人心舒畅向外。秋季万物成实，应该早睡早起，闻鸡起舞，精神内守，不急不躁，使秋天肃杀之气得以平和，意志不外越，从而使得肺气清平。冬季万物潜伏，应该早睡晚起，早晨等待太阳升起后再起床，使精神内守，伏藏而不外露，保持若有所得的心态，还要避免寒气侵袭，保持温暖，但不要过热而致皮肤开泄出汗，以致阳气频繁耗伤。

6. 运动调养

阴阳平和质者可以根据自身兴趣爱好广泛选择适合自己的运动，量力而为，循序渐进，做到形劳而不倦。

◇◇◇◇◇◇◇◇二、气虚体质养生◇◇◇◇◇◇◇◇

随着生活节奏的加快，我们每天不得不面对生活、工作的巨大压力，若未能注意饮食调摄则可导致气虚体质的发生。

1. 体质特征

这类体质人群自觉免疫力极低，易患流感；经常丢三落四，有时还会感到头晕，食欲差，不想吃饭，排便不规律，有时便秘，有时腹泻。最典型的症状就是工作一两个小时后，就感觉身体疲乏，气短胸闷，不想说话。某些气虚体质的女性朋友时常出现月经量少，经期缩短，甚者可能会出现子宫下坠感，想生育却始终怀不上胎儿或者稍不留神就出现流产等。

气虚体质人群的舌质多淡、舌苔较少。

2. 养生原则

气虚体质多因先天禀赋不足、长期饮食失调、情志失调、久病、劳累、年老体弱，引起心、肺、脾、肾功能损伤。因心主血脉，肺主一身之气，肾藏元气，脾胃为"气生化之源"，因此气虚体质易导致推动血液运行作用减退，体内气的生化不足，机体防御外邪，护卫肌表，维护内脏位置功能减退的病证发生。

因肺主一身之气，肾藏元气，脾胃为"气血生化之源"，故气虚养生原则当以补气养气为主，且温补脾、肺、肾三脏之气。

3. 精神调摄

气虚质者多性格内向、情绪不稳定、胆小不喜欢冒险，因此精神调摄方面，应该注意培养豁达乐观的生活态度。思则气结，悲则气消，气虚者不可过度劳神，更要保持稳定平和的心态。

4. 饮食调养

脾主运化，为气血生化之源，气虚体质者在饮食调养方面，应该选择具有健脾益气作用的食物，如小米、粳米、扁豆、红薯、菜花、胡萝卜、香菇、马铃薯、牛肉、兔肉、猪肚、鸡肉、鸡蛋、党参、人参、莲子、芡实、山药、白术、黄芪等。由于气虚者多有脾胃虚弱，因此饮食不宜过于滋腻，应选择营养丰富而且易于消化的食品，亦宜选用补气药膳来调养身体。

（1）香菇

香菇是"四大山珍"之一，有"素中之荤"的美称。对于气血亏虚、经常乏力者有调理作用。

（2）小米

小米入脾、胃、肾经，具有健脾和胃的作用，特别适合脾胃虚弱者食用，常作为产妇的滋补食品。研究表明，小米中的维生素B_1、无机盐含量明显高于大米。小米粥熬好以后放置一会儿，粥的最上层会凝聚一层膜状物，这就是"粥油"，它有保护胃黏膜、防治胃及十二指肠溃疡的作用。

（3）山药

山药人称"神仙之食"。山药益肾气，健脾胃，止泻痢，化痰涎，润皮毛。山药能补肺、脾、肾，适合各种体质的人。它不热不燥，性味平和，食用后，不用担心腹胀、便秘等。

（4）土豆

因为对人体有诸多益处，土豆又被称为"地下水果"。土豆补益胃气的功能突出，此外还具有益气解毒、润肠通便、减肥降脂、活血消肿、益气强身、美容和抗衰老等功效。土豆含有丰富的钾、钙、铁、镁等元素。

（5）板栗

板栗味甘，性温，有健脾益气、补肾强筋、抗衰老等功效。食用板栗能降低高血压、冠心病的患病风险。板栗中钙含量很高，是优良的补钙食品，对防治骨质疏松有良效。

5. 起居调摄

气虚体质者卫阳不足，容易感受外邪侵袭，应该特别加强保暖，不要劳汗当风，防止外邪侵袭。

脾主四肢，日常起居应时常微动四肢，以促进气血流通，健运脾胃功能，改善气虚体质。

中医学认为，劳则气耗，气虚体质朋友尤当注意不可过于劳作，以免伤及正气。

6. 运动调养

气虚体质者体能偏低，且过劳易于耗气，运动时很容易疲劳、出汗甚至气喘。因此，不宜进行强体力运动，注意"形劳而不倦"，历代养生家也说"养生之道，常欲小劳"。所以要选择适当的运动，循序渐进，持之以恒。

锻炼宜采用低强度、多次数的运动方式，适当地增加锻炼次数，而减少每次锻炼的总负荷量，控制好运动时间，循序渐进地进行。

不宜做大负荷运动和大出汗的运动，忌用猛力和做长久憋气的动作，以免耗损元气。传统健身方法大多比较柔缓，适合选用，比如太极拳、太极剑、八段锦等。气功的调息方法，有利于养气、补气，改善呼吸功能。如养肾功，其功法如下。

屈肘上举：端坐，两腿自然分开，双手屈肘侧举，手指伸直向上，与两耳平。然后，双手上举，以两胁部感觉有所牵动为度，随即复原，可连做10次。本动作对气短、吸气困难者，有缓解作用。

抛空：端坐，左臂自然屈肘，置于腿上，右臂屈肘，手掌向上，做抛物动作3~5次。然后，右臂放于腿上，左手做抛空动作，与右手动作相同，每日可做5遍。

荡腿：端坐，两脚自然下垂，先慢慢左右转动身体3次，然后，两脚悬空，前后摆动10余次。本动作可以活动腰、膝，具有益肾强腰的功效。

摩腰：端坐，宽衣，将腰带松开，双手相搓，以略觉发热为度；再将双手置于腰间，上下搓摩腰部，直到腰部感觉发热为止。搓摩腰部，实际上是对腰部命门穴、肾俞、气海俞、大肠俞等穴的自我按摩，而这些穴位大多与肾脏有关。待搓至发热之时，可起到疏通经络、行气活血、温肾壮腰之作用。

"吹"字功：直立，双脚并拢，两手交叉上举过头。然后，弯腰，双手触地，继而下蹲，双手抱膝，心中默念"吹"字音，可连续做10余次，属于"六字诀"中的"吹"字功，常练可固肾气。

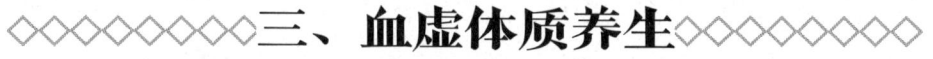

三、血虚体质养生

血液是人体生命活动的重要物质基础，它含有人体所需要的各种营养物质，对全身各脏腑组织起着营养作用。如果由于各种原因引起气血亏虚则可出现一系列的病证。

1.体质特征

血虚体质的临床表现具体可以归纳为脏腑失于血液濡养以及血不载气两个方面引起的病证。

脏腑失于血液濡养一般表现为面色苍白、唇色爪甲淡白无华、头晕目眩、肢体麻木、筋脉拘挛、心悸怔忡、失眠多梦、皮肤干燥、头发枯焦，以及大便燥结、小便不利等。

中医学认为，血为气之母，气赖血以附，血载气以行。血不载气表现为血虚，气无以附，遂因之而虚，故血虚常伴随气虚，病人不仅有血虚的症状，而且还有少气懒言、语言低微、疲倦乏力、气短自汗等气虚症状。

2. 养生原则

血虚体质的形成主要有以下两方面原因。一是血液耗损过多，可见于多种急慢性出血性疾病，如胃出血、便血、吐血等消化道出血以及月经量过多、崩漏等妇科出血性疾病等；也可见于思虑过度、暗耗精血，这在学生群体中是较为常见的。二是血液生化不足，血液的化生是以水谷之精以及肾精为物质基础，主要依赖脾胃的运化功能，并且在肾、肝、心、肺等脏腑的配合作用下完成，先天禀赋不足，或脾胃的运化功能差，或其他脏腑虚弱，或机体瘀血内停都会影响血液的化生，导致血虚体质的形成。

血虚体质的养生原则应该以养血为主，脾胃为气血生化之源、肝藏血、肾藏精，精可化血。因此，养血应以调补肝、脾、肾三脏为主。同时由于"气能生血"，所以在养血的基础上，还要兼顾补气。

3. 精神调摄

血是机体精神活动的主要物质基础，人体的精神活动有赖于血的濡养。血虚体质者容易精神不振、失眠、健忘、注意力不能集中。所以，血虚体质者在精神调养方面要努力做到注意力集中，避免思虑过度而暗耗阴血。

4. 饮食调养

血虚体质者平时宜多吃补血、养血的食物，如菠菜、花生、黑木耳、鸡肉、猪肉、羊肉、桑椹、葡萄、红枣、桂圆等。另外，还可以用这些中药和补血的食物一起做成可口的药膳，如四物鸭汤（当归、熟地、川芎、白芍炖鸭）等均有很好的养血效果。

（1）桑椹

《本草纲目》记载："桑椹，一名文武实。单食，止消渴，利五脏关节，通血气，久服不饥，安魂镇神，令人聪明、变白、不老。"桑椹能滋阴养血，补肝益肾，生津润肠，适合于须发早白、眼睛干涩、便秘的血虚体质人群食用。如果大便稀薄，脾胃虚寒者要避免食用。

（2）桂圆

《神农本草经》中关于桂圆的记载："主五脏邪气，安志厌食。久服，强魂聪明，轻身，不老，通神明。"桂圆能够补益心脾，养血安神，对于血虚失眠健忘具有很好的调理作用。

（3）大枣

大枣的维生素含量非常高，有"天然维生素丸"的美誉，具有滋阴补阳、补血之功效。对于血虚体质的人而言，大枣是补血的上品，既可以单独食用，又可以和多种食品搭配服用，以收补血之效。

5. 起居调摄

血虚体质者应当避免劳累、思虑过度，耗损阴血。中医学认为，肝开窍于目，我们的眼睛与肝脏有很大的联系，所以要避免长时间看电脑和手机，注意眼睛的放松。平时多听听音乐，欣赏花鸟鱼虫，或观赏风景。熬夜最易耗伤阴血，所以要养成良好的起居习惯，避免熬夜。

6. 运动调养

血虚体质者可以根据自己的体能，选择一些传统的健身功法，如太极拳、太极剑、保健功等，气功可练"六字诀"中的"吹"字功。平时也可练马步桩功。其动作要领在于：两腿分开，与肩同宽，两膝屈曲下蹲，两大腿略与地面平行，足尖稍内扣，十趾抓地，重心落在两腿之间；头正颈直，眼帘微垂，含胸拔背，立腰，收胯，沉肩；两臂经体侧缓缓抬起与肩同高，掌心向下，屈肘内收环抱于胸前，两手呈八字掌，掌心朝下，中指相对，四指微开，两手臂与肩平齐；两眼目视两中指间；膝部外展与足尖垂直，裆部撑圆。心静体松，排除杂念，呼吸深长缓慢，意守丹田。

四、阴虚体质养生

1. 体质特征

当然，我们还不能遗忘那些容易发怒的老年人，由于年老者身体衰弱，功能减退，肝肾阴精耗伤太过，虽然这些老年朋友有着人人羡慕的消瘦体型，但他们与火气旺盛的年轻人一样，整天觉得嘴干，而且爱喝凉的；手心、脚心常发热，下午常两颧发热，且手汗、脚汗较多；腰膝常感酸软，行走稍远就觉足跟痛；伴有头晕耳鸣等不适，容易出现便秘，小便色黄。舌象则主要表现为舌红少苔或无苔。这就是肝肾阴虚。

2. 养生原则

肝肾阴虚常因阴精耗损太过所致，如劳累太过、房事不节、年老体虚等。故养生应从保养肝肾阴精入手，做到劳逸结合、适时休息，年轻朋友则应注意节制房事，勿使肝肾阴精耗损太过，同时常服补益肝肾之阴的六味地黄丸或一贯煎等中成药，以期增源截流。

3. 精神调摄

阴虚体质者因阴水不足而导致虚火偏旺，容易急躁易怒。在精神调摄方面应当注意加强自我涵养，养成沉着冷静的习惯。内心应当恬淡虚无，可以多看一些哲学类的书籍。中医说静能生水，静思、静坐都是适合阴虚体质者的养生大法。

4. 饮食调养

阴虚生内热，阴虚体质的朋友会出现情绪易激动、便秘、小便黄等"虚火"症状。因此饮食调理宜清淡，忌肥腻厚味以及燥烈之品。在烹饪方式的选择方面应当避免煎炸烧烤，此类加工后的食物最易伤阴。

阴虚体质的人平时宜常吃养阴的食物，如鸭肉、海参、墨鱼、龟肉、鳖肉、乳制品、葡萄、柿子、雪梨、苹果、西瓜、莲藕、蜂蜜、银耳、燕窝等。对于姜、葱、蒜、辣椒、茴香等辛辣之品要少吃。

（1）鸭肉

鸭肉味甘，性寒，入肺、胃、肾经，有滋五脏之阴、清虚劳之热、大补虚劳、补血行水、养胃生津、清热健脾、虚弱浮肿等功效。鸭肉蛋白质含量高，脂肪含量适中且分布较均匀，十分适合阴虚体质者食用。

（2）海参

海参味咸，性温，具有补肾益精、养血润燥、和胃止咳之功效。研究显示，海参含丰富的蛋白质、氨基酸、微量元素，还含有刺参粘多糖、刺参胶蛋白等丰富的活性物质可提高机体免疫力，延缓衰老。

（3）鳖肉

鳖肉味甘，性平，具有滋阴补虚、止泻截疟之功效。十分适合肝肾阴虚表现为形体消瘦，骨蒸劳热，带下瘰疬者食用。尤其在放疗、化疗

123

后表现为肝肾阴虚的癌症患者食用鳖肉最佳。

（4）鸡蛋

蛋类是营养价值极高的食物，其富含蛋白质、脂肪、维生素和矿物质。鸡蛋具有滋阴润燥、养心安神之功效。鸡蛋的蛋白质与人体蛋白组成相接近，极易被人体吸收。鸡蛋适合于阴虚体质者食用，鸡蛋中的脂肪主要在蛋黄中，胆固醇偏高的朋友应当少吃蛋黄。

5. 起居调摄

阴虚体质者常畏热喜凉，夏天的时候尤其难受，这时候应当注意避暑降温，多吃一些养阴生津的食物，可以去避暑胜地旅游或修养。夜晚是养护阴气最好的时候，所以要养成良好的起居习惯。阴虚体质者还应当注意节欲，房事过度易耗伤肾精而加重阴虚，中医养生家历来主张"节色欲以保养精神"。但是节制性欲应当顺其自然，不可勉强，不可强制，适度最佳。

6. 运动调养

阴虚体质者不宜进行大强度、大运动量的运动，也要避免在闷热的环境中运动，以免出汗过多，损伤阴液。最好选择太极拳、太极剑、八段锦、气功等动静结合的传统健身项目，或练习"六字诀"中的"嘘"字功，以涵养肝气。"嘘"字功的具体功法如下。

两脚自然分开站立，采用腹式呼吸，用鼻吸气，用口呼气，吸气时闭上嘴巴，舌头抵住上腭，呼气时瞪眼、收腹、提肛，同时发出"嘘"音，可每天早晚各做 1 次。

阴虚体质的人群在锻炼时要控制出汗量，及时补充水分。阴虚质者多消瘦，易上火、皮肤干。

五、阳虚体质养生

1. 体质特征

临床上，我们会见到夏季仍包着头巾的女性患者，您可别以为这是时尚打扮，其实是她们有自己的难言之隐——怕冷，她们不得不忍受被人嘲笑的尴尬，头戴丝巾、身披风衣，故作潇洒地行走于大街小巷。揭开面纱，可见她们多形体虚胖没有光彩，口唇苍白无华，一天不喝水也不觉口干，时常稍走两步便觉四肢困倦乏力，甚者还会出现豆粒大小的汗珠直流而下，饮食稍有不慎就会出现大便稀溏。这就是阳虚体质的表现，民间也常称之为"寒性"体质。阳虚体质者容易出现手脚冰凉、腰背部冷痛不适、腹泻便溏、夜尿频繁；阳虚严重者还会出现宫寒不孕的困恼。

那么阳虚体质者有怎样的舌象特征呢？舌淡胖边有齿痕是该类体质者最典型的舌象表现。看到这样的舌象，不难想到中医的一个专有名词"脾肾阳虚"。何谓"脾肾阳虚"，根据中医理论知识，肾为先天之本，脾为后天之本，二者相互滋生而充养先后天。但若病理因素侵袭，伤及脾肾之阳，便会出现"寒证"表现。

2. 养生原则

阳虚体质者不耐气温变化，最易受寒而生病，因此针对阳虚体质的特点，我们在养生调摄中要特别重视阳气的顾护，结合肾脾二者为人体先后天之根本的学术思想，在温阳散寒的同时还需要密切注意温补脾肾，以滋人体气血生化之源。

3. 精神调摄

阳虚体质者因阳气不足，精神常静默、寡言，不喜欢参加团体活动。在精神调摄方面应当注意调节自己的情绪，减少不良情绪的影响。不妨多参与团体活动，多看一些积极向上的节目以鼓舞情志。

4. 饮食调养

阳虚体质者在日常生活中应当多如进食大蒜、葱、韭菜、牛肉、羊肉、鸡肉、虫草、鹿茸、核桃、枸杞、高丽参等具有温阳散寒的食物，以及杜仲、蛤蚧、巴戟天、淫羊藿、阳起石、锁阳等温补脾肾药物。阳虚体质者还可适当食用当归生姜羊肉汤。

（1）韭菜

《本草纲目》记载："韭叶热，根温，功用相同，生则辛而散血，熟则甘而补中。"韭菜味甘、辛，性温，具有补肾壮阳、温中开胃、散瘀行血之功效，对于肾虚阳痿、腰膝酸软者尤为适用。

（2）鸡肉

鸡肉是人们餐桌上的常见食品。鸡肉具有温中益气、补精填髓、益五脏、补虚损之功效。鸡肉蛋白质含量高，且易消化，容易被人体吸收利用，有增强体力、强壮身体的作用，还可以提高机体免疫力、预防感冒。

（3）羊肉

羊肉味甘，性温，具有益气补虚，温中暖下之功效。适用于脾胃虚寒之虚冷反胃、产后虚寒、寒疝腹痛，肾阳不足所致的腰膝酸软、阳痿阴冷。羊肉富含蛋白质，常用于冬季进补。冬季手脚冰凉、怕冷者尤其适用，在烹饪时可以稍加生姜、茴香等佐料，既可去膻味，又可以加强温阳的效果。

5. 起居调摄

《黄帝内经》中说"春夏养阳，秋冬养阴"，春夏阳令也，春时阳生，夏时阳盛。春季天气转暖，但仍应注意御寒保暖，民间谚语"春捂秋冻"，意思是春季不可过早减衣，以养人体之阳。夏季阳极盛，人们喜欢待在空调房中，喜欢喝冷饮，但是太过易伤阳气。因而夏季避暑降温的同时应该注意避免伤及阳气。阳虚体质者最易手脚冰凉，平时可以泡泡脚，水温50℃左右，每次20~30分钟，天气凉的时候不妨在水中加入艾叶，以药力相助。

如果坚持这样的调摄方式，舌象也将逐渐由舌淡胖而嫩转为正常舌象的淡红舌薄白苔。

127

6. 运动调养

阳虚体质者精神倦怠，一般不爱运动，少气懒言。动则为阳，静则为阴，越是少动，越容易阳虚。

阳虚体质者需要借助天之阳气，补充身体所需要的温暖。比如在冬日的暖阳下，闲庭信步地接受日光的抚触以增加人体阳气的储备。而且适当的运动是助长阳气最有效的方法，可以选择一些活动量不剧烈的运动，慢跑、散步、做操、打排球等都可以帮助提升阳气，增加身体抗寒能力，从而提高免疫力，达到改善体质的效果。

六、痰湿体质养生

1. 体质特征

此类体质者在人群中占比很高，特别是在物质生活如此丰富的现代社会中。此类体质者一般外型多"丰满"，虽想加入同事的健身行列，却总是感觉身体困乏、不愿运动；有的朋友喜欢摄食肥甘厚味食物，嘴里总是"黏黏"的，不喜欢喝水；但也有一部分朋友虽然胃口欠佳、食欲减少，但仍然是体型肥胖，被戏称为"喝水也长肉"；这类朋友总是觉得身重如裹，一到下雨天就浑身不舒服，尽管在家里也觉得仿佛身穿着一件淋湿的雨衣而显得运动笨重；还有的朋友虽然每天都会如厕，但总觉得排便不畅，大便有黏腻不易冲净的尴尬；女性朋友在排卵期出现白带量多、质稠、气味臭秽，或者出现月经推后、迟迟不来的烦恼。

如果具备上述表现的话，您可能属于痰湿体质了。诊断的主要依据还应以舌象为主，此类体质者的舌象多以舌苔厚腻为典型表现。

2. 养生原则

是什么原因导致痰湿体质呢？带着疑问，我们从中医理论中寻找答案。此类体质的主要病理因素是"痰湿作祟"。痰湿从何而来呢？原因不外于内因和外因。外因是身处环境的潮湿，内因则是来自于体内代谢的水湿，即脾脏功能下降导致。因此，痰湿体质的养生调摄应该注意保护脾胃，健运脾胃，并加以祛湿，梳理气机。

3. 精神调摄

痰湿容易阻滞气机，蒙蔽清阳，痰湿体质的人反应会慢一些，经常会感觉神昏，头重。假如您到了中年以后，形体发胖，出现啤酒肚，经常头昏、头重、嗜睡，这就是向痰湿体质转化的一个表现。痰湿体质者不妨多参加社会活动，培养广泛的兴趣爱好。也可欣赏激进、振奋的音乐，使精神振奋不至昏昏沉沉。

4. 饮食调养

中医学认为，脾主运化，肥甘厚味之品不仅会影响脾胃的消化吸收，还可能助湿生痰，导致舌苔厚腻加重，因此饮食调理应以清淡为主，少食肥甘厚味，而应多吃具有健脾利湿、化痰祛湿的食物，如白萝卜、荸荠、紫菜、海带、枇杷、白果、扁豆、薏米、赤小豆、蚕豆、包菜等。

除了饮食上注意健脾祛湿，我们还建议痰湿体质的朋友，使用中药名方二陈汤。方中因含有陈皮、半夏，可以祛湿化痰以消除舌面的腻苔，茯苓、甘草则可以健运脾胃，促进水湿的运行而达到治疗的效果，如果能够坚持长期服用，效果更佳。

（1）海带

海带是一种营养价值很高的食品，同时具有软坚化痰、祛湿止痒、清热行水之功效。海带含有丰富的碘，热量低、蛋白质含量中等、矿物质丰富。研究发现，海带具有降血脂、降血糖、调节免疫、抗凝血、抗肿瘤、排铅解毒和抗氧化等多种功能。

（2）赤小豆

赤小豆营养价值丰富，用途较广泛。赤小豆性平，味甘、酸，具有健脾利湿消肿、清热退黄、解毒排脓之功效。如果下肢肿胀、小便不通畅的痰湿体质者不妨多食用赤小豆。

（3）白萝卜

白萝卜性平、微寒，具有清热、解毒、散瘀、健胃消食、化痰止咳、顺气利便、生津止渴、补中、安五脏之功效。白萝卜叶中含有丰富的维生素 A、维生素 C 等。白萝卜生吃不但清凉而且水分多，可以利尿，有益健康。

（4）荸荠

荸荠也叫马蹄，自古就有"地下雪梨"的美誉，在南方更有"江南人参"之称。荸荠肉嫩、汁多，味道清甜，即可当果蔬，也可以入药。荸荠味甘、性寒，具有清热化痰、开胃消食、生津润燥、明目醒酒之功效，十分适合痰湿体质者食用。

5. 起居调摄

舌苔厚腻的朋友，应特别注意居住环境的调摄，如不宜居住在潮湿的环境中，而应以干燥环境为宜。若运动后或淋雨后，均应注意及时擦干汗水和雨水，保持身体干燥以防止湿邪内犯肌体，减少湿邪的侵袭。穿着的衣服面料应以棉、麻、丝等透气散湿的天然纤维为佳，尽量保持宽松，有利于汗液蒸发，祛除体内湿气。

6. 运动调养

运动能使周身气血流通，有助于痰湿的消散，因此痰湿体质者应当长期坚持运动锻炼，如爬山、跑步、跳舞、跳健美操等，强度应根据自身的状况循序渐进，使松弛的肌肉逐渐变得结实、致密。当然，由于外湿容易侵入人体，所以在阴雨季节、天气湿冷的气候条件下，不宜外出运动。

七、阳盛体质养生

有些人平素性情急躁易怒，易于激动，容易因小事而与人争吵；容易觉得口干，喝水量多，还常以冷饮为主，连冬天也不愿意喝热水，有时还会感到口苦；尽管饮水量较他人明显多，也不拒绝蔬菜、水果，但还是容易出现便秘、小便黄的症状。如果这些人舌象还表现为舌质红，苔黄，那么就可以下"阳盛体质"的诊断了。

阳盛体质者一般具有如下特征：精神饱满，声音洪亮，说话中气十足，身体比较强壮；比一般人怕热，而且容易出汗，经常觉得口干舌燥，还容易口臭；喜欢吃冷饮，不怕冷，不喜欢穿厚重的衣服；身体体味比较重，而且容易便秘，大便很臭；脾气暴，容易发飙，遇到一点事情就烦躁不安，还容易失眠；脸上容易长痘，容易腹胀。

1. 养生原则

阳盛体质者体内阳气过盛，按照中医"实则泻之"的理论，养生原则在于清热泻火，养阴生津。

2. 精神调摄

阳气旺盛之人，性情较急躁，平素好动易发怒，因此，在养生调摄方面，我们特别推崇《内经》提倡的"恬淡虚无""精神内守"的养神大法。平日要加强道德修养和意志锻炼，常读自我修养的书籍，自觉养成冷静、沉着的习惯，培养良好的性格，用意识控制自己；在工作上对非原则性问题，少与人争，以减少激怒，遇可怒之事，用理性克服情感上的冲动；同时尽量减少参加一争胜负的文娱活动。阳盛之人好动易发怒，故平日要加强道德修养和意志锻炼；遇可怒之事，用理性克服情感上的冲动。

3. 饮食调养

阳盛体质者应当忌辛辣燥烈食物，如辣椒、姜等。牛肉、狗肉、鸡肉、鹿肉等温阳食物宜少食用；可多食水果蔬菜，如香蕉、西瓜、柿子、苦瓜、番茄、莲藕等。酒性辛热上行，阳盛之人不宜饮酒。可常饮用菊花茶、苦丁茶。大便干燥者，用麻子仁丸或润肠丸；口干舌燥者，用麦门冬汤；心烦易怒者，宜服丹栀逍遥散。

（1）西瓜

西瓜味甘，性寒，具有清热解暑、除烦止渴、利尿解酒、降压、美容之效。西瓜有辅助治疗肾炎和降低血压的作用。西瓜不但果肉清甜，西瓜皮也十分爽口。有些家庭喜欢炒西瓜皮，味道清甜可口。西瓜含糖量高，糖尿病者应慎食。

（2）甜瓜

甜瓜又称香瓜，其味甘，性寒，具有清暑热、解烦渴、护肝肾、催吐、杀虫之功效，可用于小便不利、口鼻生疮、中暑、温热病、心烦口渴等。

（3）蛏

蛏味甘、咸，性寒，具有清热、除烦、利湿、通乳、清暑止痢的功效。适用于烦热口渴，湿热水肿，中暑血痢等。蛏的营养丰富，富含蛋白质、脂肪、糖类、维生素 A、维生素 B_1、维生素 B_2，以及钙、碘、磷、铁、镁、锌等。

（4）苦瓜

苦瓜味苦，性寒，具有清热解暑、明目之功效。可用于热病或暑热烦渴，目赤或疼痛等。苦瓜中维生素B含量高，苦瓜中有类胰岛素物质，有一定的降血糖作用。

4. 起居调摄

阳盛体质者需要保证足够的睡眠，避免熬夜。热盛容易耗伤人体的津液，因此日常生活要多喝水以补充水分。夏季天气炎热的时候应当选择凉快、通风的环境避暑。并且选用一些养阴清热的药物、食物。

5. 运动调养

阳盛体质者应当积极参与体育锻炼，可以选择强度较大的运动，如快走、跑步、骑车、游泳、跳舞等。每次锻炼尽量多出汗，运动后要及时补充水分。

八、气郁体质养生

气是人体生命运动的根本和动力，生命活动的维持，必须依靠气。人体的气，除与先天禀赋、后天环境以及饮食营养相关以外，与肾、脾、胃、肺的生理功能密切相关。所以机体的各种生理活动，实质上都是气在人体内运动的具体表现。当气不能外达而结聚于内时，便形成"气滞"。中医学认为，气郁多由忧郁烦闷、心情不舒畅所致，长期气郁会导致血循环不畅，严重影响健康。

1. 体质特征

气郁体质者体型多为消瘦或偏胖，面色呈现苍暗或萎黄；有的朋友平素性情急躁易怒、易于激动，而有的朋友则是忧郁寡欢、胸闷不舒，或伴有"善太息"（一种中医俗语，指的是病人每日唉声叹气）；当情绪不畅时，容易出现胸胁胀满疼痛或者窜痛；女性朋友则在月经前几天容易出现乳房、小腹的胀满疼痛，甚或月经不调、痛经等；还有的朋友则会出现咽喉异物感，吐之不出、吞之不下，这就是中医常说的"梅核气"；而有的朋友则出现颈项瘿瘤，相当于西医的甲状腺肿大或者甲状腺功能亢进；当气机郁滞，横逆犯胃则会出现胃脘胀痛、泛吐酸水、呃逆嗳气等胃脘部症状；当气机郁滞，侵犯于肠则会出现腹痛肠鸣、大便泄利不爽等肠道不适症状；如果气机郁滞，冲逆向上则会造成头痛眩晕。舌两边的两条白色唾沫线所组成的"肝郁线"则成为诊断气郁体质的重要指标之一。

2. 养生原则

气郁体质者由于长期情志不畅，以气机郁滞为主要特征，因此要以疏通气机为养生原则。如何疏通气机呢？根据治病求本，心病还需心药医，气郁体质最重要的还是在于情志（精神）的调控。

3. 精神调摄

忧思郁怒、精神苦闷是导致气血郁结的原因所在。气郁体质者性格多内向，缺乏与外界的沟通，情志不达时精神便处于抑郁状态。所以，气郁体质者的养生法重在心理卫生和精神调养，可通过以下方式进行精神调摄。如多参加社会活动、集体文娱活动；常看喜剧以及富有鼓励和激励意义的电影、电视，勿看悲剧、苦剧；多听轻快、明朗、激越的音乐，以提高情志；多读积极、励志、富有乐趣的、展现美好生活前景的书籍，以培养开朗、豁达的性格；在名利上不计较得失，胸襟开阔，不患得患失，知足常乐。

4. 饮食调养

气郁体质者在饮食调养方面应选用具有理气解郁、调理脾胃功能的食物，如大麦、荞麦、高粱、刀豆、蘑菇、豆豉、萝卜、黄花菜、洋葱、佛手、橙子、柑皮、韭菜、茉莉花、玫瑰花、荞麦、茴香菜、大蒜、高粱皮、香橼等。

气郁体质者应少食收敛酸涩之物，如乌梅、南瓜、泡菜、石榴、青梅、杨梅、草莓、杨桃、酸枣、李子等，因收敛酸涩食物具有阻滞气机的特性，气滞则血凝。同时，气郁体质者亦不可多食冰冷食品，如雪糕、冰淇淋、冷饮等。

"小酒怡情、大酒伤身"，气郁体质可少量饮酒，以活动血脉，提高情绪。酒品的选择以葡萄酒最佳，因葡萄酒具有促进血液循环、抗氧化、降血脂和美容的作用。

（1）黄花菜

黄花菜，又称萱草花。《神农本草经》中记载："萱草，一名忘忧。味甘、平、无毒。主安五脏，利心志，令心好欢乐无忧，轻身，明目。"白居易曾称颂黄花菜："杜康能解闷，萱草能忘忧。"黄花菜花瓣肥厚，色泽金黄，香味浓郁，食之清香、鲜嫩，爽滑同木耳、草菇，营养价值高，被视作"席上珍品"。黄花菜含有丰富的糖类、蛋白质、钙、磷、铁、胡萝卜素、维生素C等，而其中的蛋白质、糖类、钙、铁和维生素B_1的含量名列蔬菜前茅。黄花菜能够缓解失眠和抑郁情绪，经常失眠或抑郁者可多食用。

（2）茉莉花

茉莉花味辛、甘，性温，具有平肝解郁、理气止痛、辟秽、和中之功效。适用于肝郁气滞导致的精神抑郁、心烦易怒、食少纳呆、头晕头痛、失眠多梦等。茉莉花如何食用呢？最佳方法莫过于泡茉莉花茶。茉莉花茶的茶香与茉莉花香交互融合，有"窨得茉莉无上味，列作人间第一香"的美誉。常喝茉莉花茶具有安神、解抑郁、健脾理气、抗衰老、提高机体免疫力的作用。

（3）玫瑰花

玫瑰花味甘、微苦，性温，具有理气解郁、和血散瘀之功效。适用于肝气郁结所致胸膈满闷、脘胁胀痛、乳房作胀、月经不调以及跌打损伤等。

5. 起居调摄

气郁体质者在生活中要积极主动地去发现生活的乐趣，多交性格开朗的朋友。多出门旅游，多听欢快的音乐，培养开朗乐观向上的人生态度。同时，要学会排解不良情绪。

6. 运动调养

气郁体质者在生活中宜动不宜静，动则气机通畅，因此应当广泛地参加体育锻炼，一方面使机体得到充分的舒展，另一方面，在运动的过程中，人的不良情绪也会得到充分的发泄，使情绪得到改善。

那么，有什么适合气郁体质者的锻炼方式呢？其中，最简单有效的莫过于扩胸运动。方法如下：将手臂抬高，两手平举呈一水平线，双手握拳摆在胸前；两手不能分开，并试着将胸大肌用力，使手臂往上抬高；手臂往上抬时要吐气，放松时要吸气。

九、瘀血体质养生

1. 体质特征

有些朋友在体检时偶然发现自己患了某种疾病，如脂肪肝，但不以为然，任其发展，时间一长，体内气血运行可能会出现异常，便会出现瘀血体质的特点。对于瘀血体质的女性而言，常表现为面部两颊出现黄褐斑，面色晦暗滞涩，伴有口唇色暗、眼眶发黑，如果有外伤史则会出现局部的刺痛如针扎，或者出现月经不正常的现象，如痛经、月经色暗，夹有血块等。瘀血体质者常见舌头发暗或发紫，舌头上出现了瘀点、瘀斑。

2. 养生原则

瘀血体质是体内血液运行不畅导致瘀血内阻的结果。形成瘀血体质的原因主要有两个：一个是气滞，气为血之帅，血液的运行有赖于气的推动，当气机阻滞时，血液就会运行减慢甚至停滞。另一个原因是寒，如果长期吃冷饮，过度吹空调，机体的血液运行会受到阻碍。这类人群不但会出现瘀血的临床表现，还会出现怕冷的症状。常表现为女性例假时，出现下腹部的疼痛、怕冷，月经还时常夹有血块。

瘀血体质的养生原则在于活血化瘀，意即通过增加运动、注意保暖以及进食活血食物，促进机体气血的运行通畅。

3. 精神调摄

瘀血体质者在日常生活中要注意培养乐观和豁达的情绪，精神愉快则气血和畅，营卫流通，有利于改善气滞血瘀体质。反之，郁闷、忧郁情绪会加重气滞血瘀。

4. 饮食调养

饮食上，瘀血体质朋友应多进食行气活血的食物，如行气的佛手、橙子、柑皮、荞麦、高粱米、刀豆等，以及活血的桃仁、油菜、黑大豆等。同时美味的山楂粥亦可行气活血。

（1）山楂

山楂味酸、甘，性微温，具有开胃消食、化滞消积、活血化瘀、收敛之功效。山楂含有丰富的碳水化合物、膳食纤维、维生素C、钙、铁、钾等，是不可多得的保健食品。山楂不仅能够活血，还能消食，十分适合瘀血体质且体型肥胖的朋友。

（2）黑木耳

黑木耳是我们日常生活中常见的菌类食物，它味道鲜美、营养丰富。《本草纲目》中记载，木耳性甘平，主治益气不饥等，有补气益智、润肺补脑、活血止血之功效。黑木耳能抗血凝、抗血栓、降血脂，适合于瘀血体质者。

（3）黄酒

黄酒味甘、苦、辛，性温，有通血脉、御寒气、行药势之功效。《医林纂要》记载黄酒能"散水，和血，行气，助肾兴阳，发汗"，适用于瘀血体质者偏于虚寒者。

5. 起居调摄

动则气血畅通。瘀血体质者要多做户外运动，避免过度安逸。春季时应从情绪、饮食等诸多方面疏发肝气，促进气血条达；夏季则不可贪凉饮冷；冬季需要注意防寒保暖。

6. 运动调养

运动有助于调血气、通经脉。瘀血体质者可以做些有氧运动，如快走、跑步、爬山、骑自行车等。也可以选择一些传统的锻炼项目如八段锦、五禽戏、太极拳等刚柔并济的运动。还可以进行跳绳、踢毽子、扭腰转身等运动，这都有利于将身体各部位活动起来，帮助气血运行，解除气滞血瘀状态。

可能大家看了上述内容仍会产生疑问，好像各型表现中自己都有一两项，不知究竟属于哪一型。对此，我们也意识到不同体质特点的症状有某些相似处，故应该特别注意掌握舌象的表现。舌质过淡、过红、偏紫、偏软、边有齿印都属异常，舌苔过少、过厚、发腻、黄色、灰色、黑色都属病态。以早晨起床片刻后的舌象最准，也可选一天中稳定的状态为准。笔者在临诊时常带一面小镜子，教病人自己观察舌象。

还有许多人关心体质与父母的遗传是否有关，父母的体质是否会直接影响子女的体质。"身体发肤，受之父母"，孩子的体质特点来源于父母的先天遗传，但是，体质特点并非终身不变，遗传学研究表明，遗传特征的表达依靠后天的环境条件，调控后天可以影响遗传特征的表达。有很多小孩虽然先天不足，但是在家人的精心呵护下，经过适当调理，不佳的体质也能变为优质的体质。需要提醒的是，调理体质是缓慢的，养生是一辈子的事，心急无济于事。安下心来，通过日常饮食、起居、运动等调养自己的体质，持之以恒才能真正达到健康、美丽和长寿的目的。相反，很多先天充足的小孩，因为后天的失养，体质也会由原先的壮实转变为弱不禁风。

体质是先天遗传与后天环境等因素共同影响而形成的，因此学会通过舌象分析体质特点，针对不同体质特点，采用契合个体实际情况的养生保健可将病理性体质逐渐转变为正常的体质。这无疑是一种值得提倡的养生防治概念。

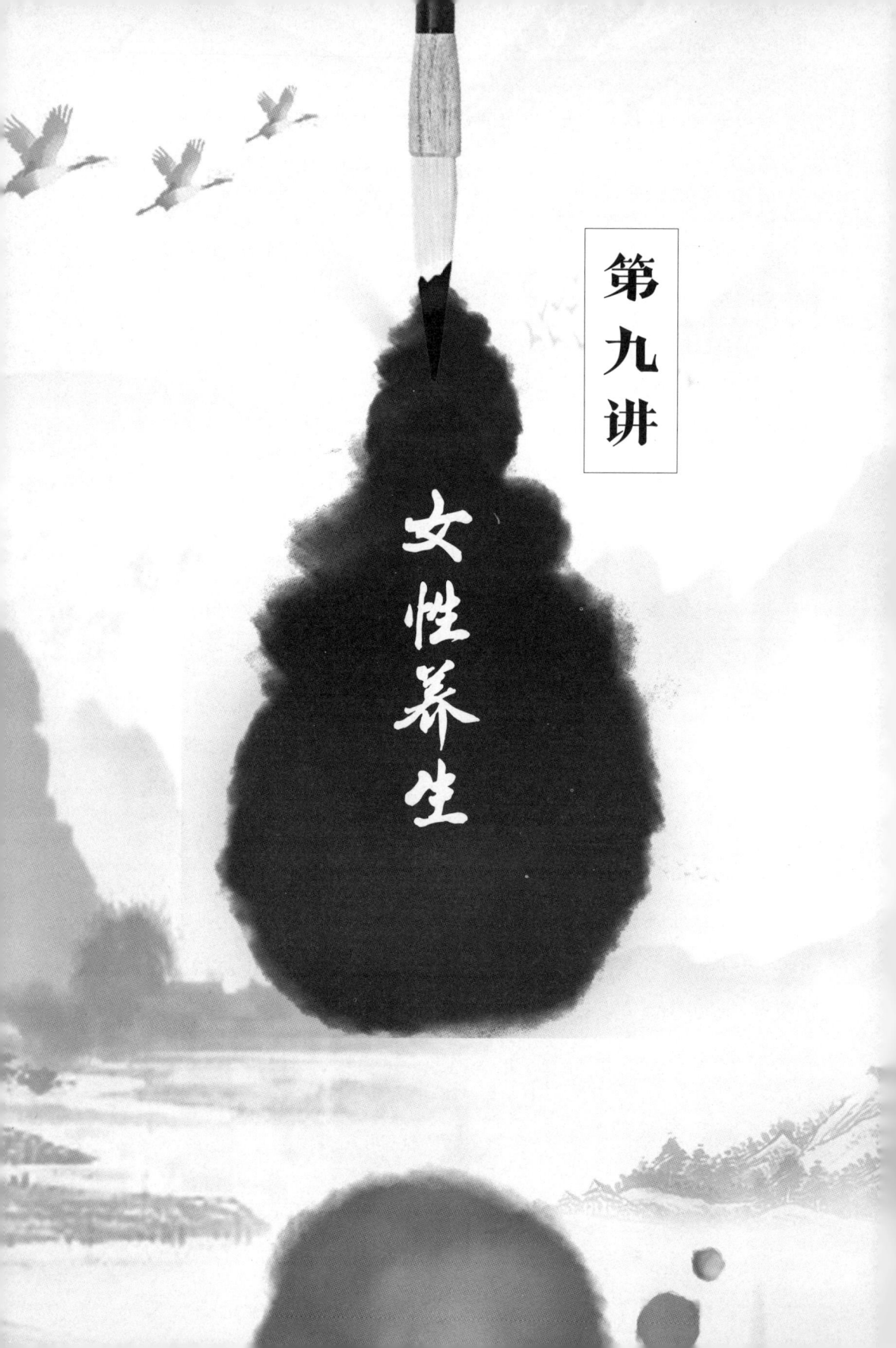

第九讲

女性养生

《素问·上古天真论》记载："岐伯曰，女子七岁，肾气盛，齿更发长。二七而天癸至，任脉通，太冲脉盛，月事以时下，故有子。三七，肾气平均，故真牙生而长极。四七，筋骨坚，发长极，身体盛壮。五七，阳明脉衰，面始焦，发始堕。六七，三阳脉衰于上，面皆焦，发始白。七七，任脉虚，太冲脉衰少，天癸竭，地道不通，故形坏而无子也。"

这段文字通俗易懂地告诉我们，女性一生以七为数进行阶段划分的生长周期变化规律。

譬如，7 岁是女性更换牙齿的时间节点，但不少家长会发现，实际上大多数的女童多在 6 周岁就开始换牙，那么到底《内经》的表述是否准确呢？

这是由于古人记算年龄时采用的是农历纪年，即以春节作为界限划分年龄，如腊月初生的孩子，到了正月就是 1 岁。中医学认为，自受精卵形成就意味着生命的开始，在母亲腹中的十月也应被计算到年龄中，我们又将其称为虚岁。

因此，我们认为《内经》所指的 7 岁应指虚岁 7 岁，相当于 6 周岁。此时的女童肾气开始旺盛，牙齿开始更换，头发生长加速；以此类推，二七（虚岁 14 岁）的女孩天癸（肾中精气充盈到一定程度时产生的具有促进人体生殖器官成熟，并维持生殖功能的物质）至，任脉通，开始有了月经，具备孕育新生命的能力；三七（虚岁 21 岁）是女性肾气平衡、平稳，发育也已基本完成的阶段；四七（虚岁 28 岁）则是女性达到筋骨最为强健，气血阴阳达到巅峰的状态，是孕育新的生命的最佳时期；随着年龄的增长，女性来到了五七（虚岁 35 岁），人体的气血开始走下坡路，面容开始憔悴、头发开始掉落；到了六七（虚岁 42 岁）时，面色已逐渐枯槁，头发开始发白，我们不得不承认女性的气血在这个阶段已从高峰跌落到了谷底，特别需要加强保养；七七（虚岁 49 岁）对于大多数女性来说，已经到了任脉虚，太冲脉衰少的状态，随着气血的进一步衰减，绝经期到来。

因此，对于女性养生，我们需要根据女性的生理特点，结合经、带、胎、产不同阶段的气血变化，采用个性化、阶段性的养生方式。

一、月经周期养生

提到"月经"，不少女性都存在或多或少的困扰，比如有的女生因为痛经而满床翻滚，有的女生因为月经量多而头晕目眩，有的女生则因为月经迟迟不来而胸部胀满不适等。

关于"月经"的相关医学知识，您是否有所了解？您是否知道在生理周期的不同阶段，女性朋友的身体会呈现不同的生理特点。如果针对生理周期不同阶段的身体状态进行对应的调养，哪怕只是一个小小的举动，或许就能实现内环境平衡的效果，让女性呈现出"面色红润万人迷"的健康身体状态。

1. 行经期养生

月经周期的第 1~7 天，称为"月经期"或"行经期"。月经的来潮代表着新一轮月经周期的开始，中医学认为，该阶段是"重阳转阴"的转化期，养生应当以调经为要，以期顺利排泄。"留得一分瘀浊，影响一分新生"，指出一旦经血排除不干净，残留瘀血容易导致子宫的病变。

行经期间，血室正开，邪气容易侵袭，如不注意调护，常易导致外邪入侵而致病。如陈自明在《妇人良方大全》云："若遇经行，最宜谨慎，否则与产时证相类。若被惊恐劳役，则血气错乱，经脉不行，多致劳瘵等疾。"因此，在行经期必须注意以下几点。

（1）注意保暖，避免受凉

《女科经纶》云："寒温乖适，经脉则虚，如有风冷，虚则乘之，邪搏于血，或寒或温，寒则血结，温则血消，故月水乍多乍少，为不调也。"古代医家认为，因行经期间，血室正开，邪气容易侵袭，如不注意调护，常易导致外邪入侵而致病。因此要求衣着打扮以"藏"为主，避免外邪侵袭人体。因此不顾四季气温适宜与否，裸露身体局部或衣着过薄，是不利于养生的。

与此同时，还应特别注意在行经期保暖，避免受凉，不可使用冷水洗澡、洗脚、洗头。过强的冷刺激，会导致子宫及盆腔内的血管过度收缩，有可能引起经血迅速减少或月经突然停止，最终导致连绵不断的崩漏等月经失调病证或者下腹疼痛的痛经。

（2）注意卫生，预防感染

行经期，人体的抵抗力会明显下降，若此时同房，细菌、病毒等病原微生物则有可能趁机侵入，通过阴道进入人体从而引发炎症病证。同时，在此阶段，还要注意保持外阴的清洁，及时更换护垫。

（3）保证休息，减少耗损

行经期，由于经血流失，人体气血消耗严重，应该注意及时休息，恢复体力。若此时剧烈运动或过度劳累，必然进一步损伤人体的气血。中医学认为"劳则气耗，最易动血"，过度劳累极有可能会导致月经经期的延长或经量变多，甚或出现崩漏不止的病理状态。因此，充分的睡眠、及时的休息是女性气血恢复的重要保证。

（4）饮食宜温，避免寒凉

女性因其经、带、胎、产的特殊生理特点，容易呈现出"十女九寒"的病理特征。因此，女性不宜在行经期间摄食过多的生冷食物。

由于行经期间人体阳气明显下降，此时不慎进食过多的生冷食物，会造成人体阳气的耗伤，导致阴寒内生，使得机体经血运行不畅，造成经血过少、经闭不行。由于"寒主收引"，生冷食物所致的阴寒内生或将导致女性下腹部胀满不适，甚或腹部疼痛等痛经症状。

因此，我们建议在行经期的饮食应该以温补为宜，如羊肉、鸡肉、牛奶、红糖、桂圆、大枣、樱桃、荔枝等具有温经散寒作用的食物，同时坚决避免摄食生冷瓜果，如梨、香蕉、西瓜、香瓜、火龙果等。

2. 经后期养生

月经周期的第8~14天，称为"卵泡期"，又叫"经后期"。在经历行经期后，人体经血耗散，气血明显不足，呈现出"经后血海空虚"的生理特点。此时机体的阴水滋长十分缓慢，如果在此阶段注意及时滋养阴液，将有助于阴血的迅速恢复。中医学认为，经后期的人体处于"阴长阳消"的阶段，是整个月经周期的最佳进补时期，对于奠定周期演变的物质基础具有十分重要的意义。

（1）滋补肝肾

中医学认为，"肝藏血"是指肝具有贮藏血液、调节血量、防止出血的作用，肝虚则藏血功能下降而出现血量不足，血行不易受气所主而失控；"肾藏精"则是指精能化血，若肾精不足，血液的化生也必然受阻。由于经后期的人体，气血不足，血海一片空虚，此时成为滋补肝肾的最佳时间节点。我们可以通过食用桑椹、枸杞、当归、熟地黄、制首乌、杜仲、虫草、鱼胶、燕窝等滋补肝肾之品来填补行经期消耗的大量血液。

当然，我们还需要注意，如果女性朋友的脾胃消化、吸收功能不好，消化功能减弱，就不能建议她们过多地进食此类的滋补肝肾类食物或者药物，以免出现黏滞碍胃的副作用，或者在进食滋补类食物之时，添加一些健脾开胃的药物，比如砂仁、陈皮等以助脾胃的运化。

（2）滋养卵巢

经后期，女性朋友的白带会变得更多更黏稠，白带的变化是为排卵做前期准备工作的，因此我们建议在经后期的食物选择上，多选择枸杞、山药、木耳等滋养阴液之品，同时还要注意选择温阳补肾之品，如羊肉、黄芪、党参、龙眼干等。经后期选择滋阴温阳之品不仅有助于滋养卵巢，同时能够为卵泡提供一个良好的生存发育环境，促进其完美地发育和成熟。

（3）抗衰老

由于机体雌激素和黄体酮的共同作用，经后期是女性朋友肌肤新陈代谢最快速、吸收养分最好的时候。因此，本时段又被称为女性的"抗衰老黄金期"。除了给予日常的护肤工作外，我们还建议多食用可以改善皮肤活性、养颜抗衰的食物，如西兰花、胡萝卜、牛奶、番茄、猕猴桃等。

3. 排卵期养生

月经周期的第15~21天，称为"排卵期"，又叫"经间期"。此时人体最显著的生理特点就是通过氤氲状活动排出卵子，以便与精子结合而受孕。此时女性常会感到身体微微发热，并伴有较多的透明、拉丝状白带绵绵而下，同时在此阶段女性的性欲有所增强，或者出现腰部酸楚、小腹轻微胀痛、烦躁难眠等现象。中医学认为，排卵期是月经周期中"由阴转阳，阳气内动"的过程，意思是指在此阶段，人体的阴气不断增长，涨到一定程度后便开始转化为阳。

如果有的女性朋友因为阴阳不和出现排卵不畅，就会出现不孕的烦恼。因此，排卵期养生的重点在于疏通经络，调和阴阳，促进排卵。

（1）补益肝肾促排卵

不孕已成为困扰现代女性的常见病、多发病了。中医学认为，不孕多因卵子排出不畅，与肝肾二脏虚损关系最为紧密。

中医学认为，肾藏精，人体的先天之精是由父精母血结合而成，藏之于肾。肾精化气，为天癸之源，女子从"二七天癸至，月事以时下"到"七七天癸竭，地道不通"，皆由天癸主宰，天癸是促进人体生长、发育和生殖的精微物质；冲为血海，任主胞胎，冲任二脉由肾所主，胞脉系于肾。如果肾精亏虚，则冲任失养、月事不调、胞脉失系，女子不易受孕、育子。

同时，"女子以肝为先天"，肝藏血、主疏泄，司血海定期蓄溢，肝血充盈，肝气条达则血海满溢，经事如常，有利于女子摄精成孕。若有隐情曲意，难以舒畅，则气郁而不畅，郁结于内，则肝失调达，疏泄失常，致使冲任满溢失常，进而摄精受孕困难、终致不孕。

肾藏精、肝藏血，肾气盛则冲任通盛，肝血足则气血调和，受孕有望。若因禀赋不足，或情志所伤，或多产房劳、劳逸失常等原因，暗耗阴血，耗损肝肾之阴，以致水不涵木，酿成肝肾不足之证，影响精卵的发育成熟和排出。

因此，排卵期养生应注重补益肝肾。食物选择上可选择黑豆、桑椹、黑芝麻、豇豆、栗子、核桃等。

（2）温阳活血助排卵

虽然卵子是人体生殖之精，藏之于肾，其发育、成熟有赖于肾精的充盛，但卵子的正常排出则有赖于肾阳的鼓动、肝气的疏泄、冲任的调畅。如果女性肾阳不足，或肝气郁结、肝失疏泄，或冲任失调、气血瘀滞，都将阻碍卵子的排出，导致排卵障碍而引起不孕。

因此，在排卵期补益肝肾的同时，我们还要注意温阳活血，如加用荆芥、丹参、肉桂、大葱、豆类、南瓜、大蒜、生姜、橘子等，以实现温阳活血促排卵，提高受孕的机会。

147

（3）防治带下病

女性在月经周期的前半阶段，阴道分泌物比较少、黏稠且不透明。随着排卵期的临近，阴道分泌物会逐渐增多，呈稀薄乳白色，同时出现阴部潮湿，用手纸擦时会有鸡蛋清样的条状黏液。一般来说，在接近排卵日的两三天时间里，由于女性体内激素产生变化，比平常显著升高，因此出现了类似蛋清状透明的白带，从生理设计上来看，这也是为精子容易进入子宫里受孕做的准备。

然而在排卵期，白带可能成为另一个令女性头痛的问题。许多女性受到带下病困扰。尤怡的《金匮要略心典》就有"带下者，带脉之下。古人列经脉为病，凡三十六种，皆谓之带下病，非今人所谓赤白带下也"的记载。其实，女人除月经外的另一位"老朋友"——白带，能在第一时间提示女性体质的一些变化，所以不可忽视。

如果白带的量明显增多，且色、质、气味发生异常，或伴全身、局部症状者，多是西医所称的阴道炎、宫颈炎、盆腔炎、妇科肿瘤等疾病引起的。中医学认为，白带异常多与脾气虚弱有关。因脾主运化水湿，脾气虚弱则水湿不能正常排出体外，所以白带的量一般会比正常量多，也很稀薄，像蛋清一样，无气无味。因此，我们建议女性在排卵期白带增多之时，选择淮山药、茯苓、芡实、莲子等健脾益气的食物，且不宜摄食过多的生冷食品以免损伤脾胃之气。

同时，临床上还有一类女性容易出现带下量多、色黄、黏稠、有臭气，或伴阴部瘙痒，这就是常说的"湿热熏蒸型"的带下病。患者还经常伴有口苦咽干、胸闷心烦等症状。因为湿热易伤人体津液，所以会出现小便短赤，舌苔黄腻。因此，养生上，应当以清热利湿止带为主。这里给大家推荐一个小偏方——冬瓜白果煎：取冬瓜子30克，白果10枚，莲子15克，胡椒粉15克，白糖少许。将冬瓜子洗净，白果去皮、心，莲子去心，加水适量，大火烧沸后，再用小火煮 30 分钟左右，去渣取汁，最后加入胡椒粉、白糖，就可以饮用了。每天 1 剂，每周 3 次。

还需要特别提醒的是，部分女性在月经结束后的半个月左右，白带开始增多，之后白带呈现浅红色，且颜色越来越深，有时还有淡红色的小血块，这可能是血性白带，有多种妇科疾病的可能，如子宫颈息肉、急性阴道炎、老年性阴道炎、宫颈癌、子宫黏膜下肌瘤、子宫内膜癌等。对于这些病证，我们需要提高警惕、加以重视，及时就医诊治。

4. 经前期养生

月经周期的第22~28天，称为"黄体期"，或"经前期"。中医学认为，经前期的女性处于"阳长阴消"的阶段. 但由于气血运行失调，很多女性在经前期出现下腹坠胀、胸胁满闷、乳房胀痛、头昏头痛、心烦意躁、失眠多梦、纳食减少等不适，这就是人们常说的经前综合征。

因此，在经前期，女性应该注意调和人体气血的运行，特别是注意通经以保证气血运行的调和。

（1）疏肝解郁调情绪

一般来说，女性在月经前容易出现心情烦躁，而在月经结束之后，心情会逐渐恢复平静，这是什么原因引起的呢？

中医学认为，女子"以肝为先天，以血为本"，在行经前，人体的阴血往下走，而阳气往上浮，因此"气升"就如同"生气"，从而情绪暴躁易怒、心情欠佳；而行经结束以后，人体的阴血往上走，阳气往下降，"气降"就如同"顺气"，此时情绪就逐渐恢复平静，心情也就恢复愉悦。

对待女性特有的"情绪波动曲线"，我们应该采用顺其自然的养生调摄方式。比如"哭"就是一种很好宣泄的方式，对健康有益。

中医学认为，肝主怒，生气则肝气旺盛，怒气满胸，容易出现狂叫而不欢。在生气状态下，能够放声大胆地哭出来，则可以通过"哭"的方式增强肺气，促使肺气旺盛。根据五行学说的生克制化理论，肝属于"木"，肺属于"金"，肝与肺二脏，存在着"金克木"的生理关系，然而如果当肝气旺盛，需要通过增强肺气来加以克制。此时，哭可旺盛肺气，从而达到"金克木"的生克制化，最终实现"肺旺则肝平"的目的，那么人体的情绪自然也就能够平复下来。

反之，如果情绪郁闷，没有得到宣泄，气憋在心头，只能使得肝气更加旺盛，最终伤害的还是自己的肝脏。

古人提出"经前以理气为先"，经前期一定要把气理顺了，千万不能随意生气，或抑郁，要有意识地调适。然而，随着现代社会的生活节奏不断加快、生存压力不断增加，使得很多女性难以时时做到心平气和。一旦出现情绪不畅、抑郁寡欢或烦躁易怒的情况，我们不妨试试佛手、柑、葡萄柚等疏肝理气之品。

另外，我们强烈建议在经前期服用逍遥丸。逍遥丸来源于宋代《太平惠民和剂局方》，被清代著名医学家叶天士称赞为"女科圣药"，是治疗月经失调的经典名方。逍遥，意指"自由自在，不受拘束"，《庄子》有"逍遥于天地之间而心意自得"之说，令人神往。逍遥丸由柴胡、当归、白芍、白术（炒）、茯苓、炙甘草、薄荷、生姜组成，用于治疗肝气不舒所致月经不调，胸胁胀痛，头晕目眩，食欲减退，备受历代医家的推崇。服用逍遥丸也并不是女性的专利，中医讲究辨证治疗，即使是不同的疾病，只要是由相同病因引起的，都可以用同一种药。

在这个竞争异常激烈的现代社会环境中，男性或许会遭遇到各种危机，如中年危机、职场危机、家庭危机、健康危机、情感危机……如不善于疏解自己的情绪，往往会出现胸闷烦躁，甚至两肋胀痛，或者经常哀声叹气等肝气郁结的表现。有此表现的男性也可适当服用逍遥丸。

另外，若肝气郁结，气机不畅，郁久化火，就会出现"肝火旺盛"，表现为情绪欠佳，心情暴怒之时会出现面红耳赤，此时应服用"加味逍遥丸"。该方是在逍遥丸的基础上加了牡丹皮、栀子两味中药，因此又名"丹栀逍遥丸"。牡丹皮、栀子具有清热泻火功效，因此加味逍遥丸在疏肝解郁的基础上还有清热泻火的作用。在临床选方用药上，如果患者寒热不明显，则应该使用逍遥丸，而体内有热者就适合选择丹栀逍遥丸了。

（2）清热泻火治痤疮

经前期痤疮是指经前期女性在颜面皮脂丰富的部位出现的以炎症性丘疹为主要表现的一种慢性毛囊皮脂腺炎症，待月经结束后迅速缓解；或者原有痤疮在经前期明显地加重，月经后症状明显减少甚至完全消退。经前期痤疮经常呈现周期性发作，影响爱美女性的容貌和心情。养生上需要加以注意：①不要在经前期吃油腻、辛辣、燥热的食物，多吃清淡菜肴，如蔬菜水果，多喝水，同时可选用女贞子、墨旱莲、菊花、牡丹皮、栀子、当归、柴胡、赤芍、白芍、薄荷、香附等加以调理。②经前少熬夜，少上网，保证充足的睡眠。俗话说，睡眠才是最好的美容品，女性在月经前本来就极易疲劳，如果睡眠不足，疲劳加剧，身体免疫力下降，不仅痘痘来犯，其他疾病也有可能染上身。③尽量不要化妆，因为护肤品多含香料，不利于皮脂腺中皮脂的分泌，易造成毛孔堵塞，加重痤疮。④很多女性在经前期会出现抑郁、烦躁、多虑等不适，心情不愉悦也会加重痤疮。因此，经前期一定要注意调理好心情，多关注一些开心的事情，努力让自己保持心情愉快。

二、妊娠养生

怀孕意味着新生命的诞生，是妈妈们神圣的使命，也是爱的延续和幸福的寄托。俗话说的"十月怀胎"的"十月"，是按月信周期计算，即以四周为一个月，合计280天，并不是真的十个月。

准妈妈们为了宝宝的健康总是特别小心、谨慎，孕期要如何保健呢？孕期妇女尤应注意养生，饮食上要富于营养而又易于消化，不宜过饥过饱，如徐之才《逐月养胎法》中就有"节饮食""无大饥""无甚饱""调五味之说"；孕期还应劳逸结合，《产孕集》中就有"凡妊娠，起居饮食，惟以和平为上，不可太逸，逸则气滞，不可太劳，劳则气衰"等告诫；此外，孕期应谨戒房事，以免引起流产或早产，如《女科经纶》引戴景云语云："妇人觉有妊，男即不宜与接，若不忌，主半产。"

1. 孕妇爱吃酸味食物

"酸儿辣女"是一句流传甚广的判断宝宝性别的传言。它认为准妈妈如果喜欢吃酸的就会生男孩，如果喜欢吃辣的就生女孩。其实，孕妇出现食欲下降、对气味敏感、嗜酸或嗜辣，甚至想吃些平时并不喜吃的食物，均属于正常的妊娠生理反应，原因是孕后内分泌活动改变，胎盘分泌绒毛促性腺激素。这种激素会抑制胃酸分泌，使胃酸分泌量减少，从而降低了消化酶的活性，影响食欲与消化功能，与胎儿性别无关。

诸多女性怀孕后，会喜欢吃点带酸味的食物。中医学认为，孕妇喜好吃酸，与肝关系密切。肝主藏血，女子刚怀孕的时候，特别需要用血来滋养孩子，所以此时肝阴就会略有不足。五脏与五味相对应，肝在五味里对应酸，所以就会出现孕妇喜酸的现象，此时孕妇多吃些酸味的美食，就有利于养好肝经，以便给肚子里的胚芽提供更多的血来滋养其茁壮成长。

现代科学研究表明，由于酸味食物能够刺激胃分泌胃液，有利于增进孕妇的食欲，还能提高消化酶的活性，促进胃肠蠕动，加强对食物的消化吸收，所以孕妇吃些酸味食物能减轻恶心、呕吐等症状。

从营养角度来看，孕妇多吃酸味食物有利于铁的吸收，促进血红蛋白的生成。所以，喜吃酸食的孕妇，可选择既有酸味又营养丰富的西红柿、樱桃、杨梅、石榴、橘子、酸枣、葡萄、青苹果等新鲜水果，这样既能改善胃肠道不适症状，也可增进食欲，加强营养，有利于胎儿的生长，一举多得。

2. 孕吐怎么办

多数女性在怀孕6周左右，会出现恶心、呕吐，一般出现在早晨起床后数小时内。症状轻者食欲下降，偶有恶心，呕吐；少数人症状明显，吃什么吐什么，不吃也吐，呕吐不仅限于早晨，而且嗅觉特别灵敏，嗅到厌恶的气味也会引起呕吐。

孕早期发生的呕吐是一种正常的生理现象，不必过分紧张，通常对健康没多大影响，不需要治疗。多数人到怀孕12周以后，这些症状可以自行消失。

对于轻微呕吐及一般呕吐，建议孕妇尽量忍耐，只要度过怀孕初期，症状大多可以获得改善。

由于不断的孕吐会让人心情烦躁，所以，孕妇一定要注意保持情绪上的安定与舒畅，注意休息。饮食上，少吃多餐，选择营养价值稍高且易消化的食物，多吃新鲜蔬菜、鱼肉奶等高蛋白食物，保证营养，就可满足母亲和胎儿的身体需要。

如果孕吐现象一直持续，或者准妈妈感觉心口灼热时，则要避免食用油炸、味道很重的食物、浓咖啡等。姜可以帮助缓解孕妇晨吐，而且对胎儿没有副作用。

当然，若准妈妈出现严重呕吐，甚至连胆汁都吐出来了，并出现体重急剧下降，这时应立即就医，医师会针对孕妇的身体状况进行评估，然后采取适当的药物治疗，帮助孕妇度过难熬的孕吐时期。

3. 妊娠焦虑怎么办

许多怀孕后的女性脾气会变得非常古怪，这与女性怀孕后身体的内分泌系统处于变动过程有关，加上孕妇本人及家属对妊娠的态度，孕妇常处于应激状态，易发生精神状态的变化，严重者可出现以情绪不稳、冲动、行为异常为主要表现的妊娠期精神障碍。

焦虑是妊娠期精神障碍的主要表现，是孕妇怕分娩时疼痛、怕难产、怕胎儿畸形、担心胎儿性别不理想，以及家庭生活琐事等因素所引起。研究表明，孕妇因焦虑情绪所引起的一系列生理变化，可能影响胎儿的健康发育，甚至影响到婴儿出生后的智力发展，严重者可导致胎儿畸形甚至流产。同时，妊娠前三个月，孕妇受惊吓、过分忧虑、情绪紧张，还可能引起腭裂和唇裂畸形等。

因此，妊娠期女性不仅是需要饮食方面的营养，更需要有愉快的心情和稳定的情绪，即"心理营养"。

妊娠期间，孕妇随躯体的变化容易情绪波动，非常渴望得到丈夫、亲人的体贴、关怀和理解。因此，丈夫应经常抽空陪其散步、听音乐、闲聊或欣赏精美的图片，或一起想象未来的孩子，计划美好的未来等，尽量减少家庭琐事对孕妇的刺激。

孕妇自身亦应了解焦虑情绪的危害，学会克服不良情绪。首先要树立自信，不要无端担忧，杞人忧天。其次思想放松，分娩要经过阵痛是自然现象，如果害怕，情绪过分紧张，给自己的痛苦反而会更大。对家庭生活方面的琐事，也要胸襟开阔，避免生闷气和发怒。同时，孕妇还要尽量不看有恶性刺激的电影与电视，以免引起过度的情绪波动。

4. 妊娠糖尿病怎么办

妊娠糖尿病主要是指在妊娠前无糖尿病者，在妊娠期发现或发病的不同程度的高血糖。它是由于妊娠期一系列生理变化造成糖代谢异常而引起的。多发生于妊娠的中晚期，且多见于肥胖和高龄产妇。

妊娠糖尿病如果不及时治疗，对孕妇和胎儿的健康极其不利。对于孕妇来说，妊娠糖尿病可增加母亲出现高血糖、高血压及先兆子痫等的概率；对于胎儿来说，它可导致流产、胎儿宫内发育迟缓、胎儿畸形、巨大儿、新生儿窘迫综合征、新生儿高胆固醇血症等发生率升高。同时，妊娠糖尿病对母婴的远期影响也是不可忽视的，它可导致母婴日后患上糖尿病等慢性病的风险较普通人增大。

一旦患上妊娠糖尿病，养生保健的第一原则就是控制饮食，大部分患者只要饮食控制得当，血糖就能得到良好的控制，避免恶化。具体饮食原则如下。

（1）多食粗粮

妊娠糖尿病患者的饮食上应该多选粗粮，并且不需要太过复杂，在可摄取范围内，多摄取高纤维食物，可以糙米、五谷米饭取代大米饭。

（2）多吃纤维素

孕妇需要多吃富含纤维素的食物，如西红柿、绿叶蔬菜等，可以吃柚子、猕猴桃、草莓、青苹果等低糖水果，尽量少吃或不吃荔枝、甘蔗、香蕉等高糖水果。

155

（3）适量进食

无论是何种食物，每次进餐时都不要进食过量，少食多餐对于控制病情有帮助。妊娠糖尿病患者每天进食 5~6 次为宜。

5. 妊娠高血压怎么办

妊娠高血压是准妈妈常见的疾病，不过因为症状不明显，准妈妈们可能都不会发现。不过，当您出现头晕、头痛、视物模糊、右上腹痛等症状，那么，就要注意排除妊娠高血压的可能。随着现在的生活水平的提高，妊娠高血压的发生越来越普遍了。妊娠高血压者一定要在医生的指导下积极预防妊娠期高血压疾病的发生与发展。

（1）保证足够的睡眠时间

妊娠高血压者应当适度减轻工作强度，保证每日夜间有 8~10 小时的睡眠时间。最好白天也要有 2 小时的午休时间。睡觉时建议左侧卧，这样不仅利尿，还有助于胎盘的血液循环。

（2）合理安排膳食

妊娠高血压者在日常饮食上注意选择高蛋白、低油脂的食物，要保证维生素及矿物元素的补给。全身浮肿者需要严格限制盐的摄入量。

（3）监测血压

妊娠高血压者应每天对血压进行测量并记录下来，同时还要对尿液中的蛋白质含量进行检测，可用来判断病情是否有好转。

6. 妊娠水肿怎么办

孕期水肿是常见的现象，是血管内的液体成分渗出血管，积聚在组织间隙中造成的。孕期水肿通常发生在孕 28 周以后，这个时候准妈妈的子宫大小已经达到一定程度，容易压迫到静脉，静脉回流不好的孕妇在此阶段容易出现脚踝或腿部水肿。

虽然孕期水肿症状会发生在大部分的准妈妈身上，但也可以通过一些日常的小方法来预防水肿的发生，或避免让水肿变得更严重。

（1）休息

孕期水肿的准妈妈要保证充足的休息和睡眠时间，避免过于紧张和劳累，避免长时间站立或行走，轻度肿胀可通过白天短暂的休息缓解，适当抬高下肢。休息时建议采取左侧卧位，能有效改善胎盘血液供应，减轻浮肿。

睡前将双脚抬高 15~20 分钟，可以起到加速血液回流、减轻静脉内压的双重作用，不仅能缓解孕期水肿，还可以预防下肢静脉曲张等疾病的发生。

（2）饮食

每天要保证动物类食物及豆类食物的摄取，这些食物中富含优质蛋白质。补充多种维生素和微量元素，多吃新鲜蔬菜和水果。孕期水肿并不是由于喝水过多所导致的，而是因为子宫压迫或是摄取过多盐分导致体内水分潴留所致。所以，准妈妈们仍然要适量喝水。多吃有助维护正常肾脏功能并有利尿作用的食物，包括芹菜、豆瓣菜、香菜、苹果和柑橘类水果。

（3）穿着

穿着紧身的衣服会导致孕妇的血液循环不畅，从而引发身体浮肿。因此，准妈妈怀孕期间尽量避免穿着过紧的衣服。选择鞋子时，尽量穿让胀大的脚感到舒适的鞋子。不要穿会压迫到脚踝及小腿的附有松紧带的袜子。

（4）按摩

按摩对于促进血液循环有不错的作用，还能够有效预防水肿。按摩时，可从脚向小腿方向逐渐向上，有助于血液返回心脏。睡前按摩可以解除腿部酸痛，有助于睡眠，洗澡时按摩也是个不错的选择。

7. 妊娠便秘怎么办

孕妇出现便秘症状后要注意多喝汤、多喝水，保证体内有充足的水分，同时要搭配好粗粮和细粮，还要多吃一些新鲜蔬菜和水果。

为了促进肠胃蠕动，食用的蔬菜和水果最好是含纤维素较多的。另外，建议准妈妈们适当多喝蜂蜜水，多吃香蕉、燕麦、花生和紫菜，这些都是有助于缓解便秘的食物，但不宜吃过多，以免增加肠胃消化负担，适得其反。

（1）芝麻核桃蜂蜜水

黑芝麻、核桃仁、蜂蜜各60克。将芝麻、核桃仁捣碎煮熟后冲入蜂蜜，分2次1日内服完。能润滑肠道，通利大便。

（2）柏子仁粥

取柏子仁30克洗净去杂捣烂，加粳米100克煮粥，服时兑入蜂蜜适量。

（3）核桃粥

取核桃仁4个，粳米100克。将核桃仁捣烂同粳米一起煮成粥。

（4）芝麻粥

先取黑芝麻适量，淘洗干净晒干后炒热研碎，每次取30克，同粳米100克煮粥。

（5）无花果粥

无花果 30 克，粳米 100 克。先将粳米加水煮沸，然后放入无花果煮成粥。服时加适量蜂蜜或砂糖。此方适合有痔疮的孕妇食用。

◇◇◇◇◇◇◇◇◇◇◇ 三、产后养生 ◇◇◇◇◇◇◇◇◇◇◇

我国产妇"坐月子"的传统可以追溯至西汉《礼记·内则》，称之为"月内"，距今已有两千多年的历史。当时的古代贵族认为在经历怀孕和分娩之后，女性的身体发生了巨大变化，会对体质甚至对五脏六腑都造成不同程度的伤害，因此需要通过产后"坐月子"来进行调整。中医学根据东方女性特有的体质特征，提出了一系列产后养生调理、补养方法，"坐月子"也就成为中国人习以为常的一种文化传承。

由于我国幅员辽阔，各地气候、地理环境不一，因此，"坐月子"的习俗也存在着较大的差异。但总体来说，产妇由于分娩时出血多，加上腰酸、腹痛，非常耗损体力，气血、筋骨都很虚弱，这时候很容易受到风寒的侵袭，需要一段时间的调补，因此产后通过"坐月子"逐渐恢复健康，顺利渡过人生生理和心理转折。如何传承好千年传统文化，"取其精华，去其糟粕"，关系到女性的健康。

1. "月子"应该"坐"多久

十月怀胎，一朝分娩。当小生命诞生后，产妇的生殖器官及全身各个系统功能需要时间加以恢复。"坐月子"就是"坐"一个月吗？这是很多人的惯性思维，但实际上，"坐月子"不只是 30 天，正常来说是要

"坐"42天。如我们此前提及，中医学认为"女子以七为数"，因此，我们建议有条件的产妇，"月子"应该"坐"足42天，而非30天。

产后新妈妈子宫的回缩大约需要6周，身体想要恢复到原来的状态，就必须有足够时间的休息，加上产后腹壁也需要6~8周的时间恢复。这6周（42天）被称为"产褥期"，这期间都需要特别的护理。

2. 安静休养42天

产妇最重要的一件事即为"休息"，不要劳动。产后2周为子宫收缩最快速的时候，此时因怀孕时被撑大的子宫成为真空状态，内脏因不再受压迫而变得非常松垮，若产后即常坐起或走动，因地心引力的关系，将造成松垮的子宫及内脏收缩不良，引起内脏下垂，而"内脏下垂"就可能是所有妇女病的根源。所以产后2周内，应多卧床休息。

特别是产后初始，产妇觉得虚弱、头晕、乏力时，必须多卧床休息，起床的时间不要超过半小时，等体力逐渐恢复就可以将时间稍拉长，但仍以一小时为限，同时避免长时间站立或坐姿，否则容易导致腰酸、背痛、腿酸、膝踝关节的疼痛。

3. 一排二调三补是王道

"坐月子"的42天里，合理的饮食安排与起居调摄将直接影响产妇的身体康复。具体来说，"一排二调三补"是"坐月子"的王道，也就是说，在"坐月子"的这6周时间里，需要按周划分阶段，每周根据需要，吃不同的食物。

（1）产后第一周宜排

一排，就是指在产后第一周里，产妇需要将体内多余的水分、毒素以及恶露排出体外。因此在此阶段，我们建议产后第二天就开始服用具有活血化瘀、排除恶露功效的生化汤，其中顺产者喝 7 天，剖腹产者喝 14 天。

生化汤由当归、川芎、桃仁、炮姜、炙甘草组成。其中当归养血补血，川芎行血活血，而桃仁破血化瘀，全方养血、活血、补血、祛恶露。现代药理研究证明，生化汤有增强子宫平滑肌收缩、抗血栓、抗贫血、抗炎及镇痛作用。

同时，千万要记得中医古训"虚不受补"，由于产后第一周产妇身体虚弱，吃得太补不仅吸收不了，还会加重身体的负担。

（2）产后第二周宜调

二调，指的是在产后第二周里，产妇应该以调为主，以增强骨质和腰肾功能、恢复骨盆状态为目标。建议每天食用炒腰子和杜仲粉，有助于缓解尾椎骨等疼痛。

胡麻油，又称月子专用油。它含丰富的亚麻酸，有防止皮肤衰老和抗癌的作用。

胡麻油炒猪腰是本阶段可常食用的食物。具体做法：老姜用胡麻油炒香至浅褐色时，将姜捞起，先置于备好的米酒中。油热，转大火，再放入猪腰快炒，最后倒入浸着姜的米酒煮开。

（3）产后第三周至"月子"结束宜补

三补，指的是产后第三周至第 42 天，产妇通过前期的排、调，可着手进补身体，促进身体康复。

麻油鸡是"月子"期间常用的调补佳品。取家养老母鸡，佐以老姜、米酒、麻油煎炒即可。

4. 产后喝水有讲究

（1）补充水分很重要

其实无论是中医或西医，基本上都没有"坐月子"时不可喝水的说法。女性在生产时易丧失气血，造成产后口干舌燥，所以应该要适量地补充水分，以缓解口渴现象。充足的水分除了能帮助妈妈恢复体力之外，还可以促进乳汁分泌，也能够促使肠胃蠕动，防止恼人的便秘问题。

（2）生水不宜

生水属于寒性物质。产后饮生水可能引起腰酸背痛、手足冰冷、元气不足、神经痛等。

水煮沸以后，其属性就变成平性，也就是平水，可以很温和地被人体接受，而帮助人体各项功能的运转。

（3）少盐以利排水

怀孕晚期身体含水量会比怀孕前约多40%，要生产后一段时间后，才能将多余的水分全部代谢出去。因此，产妇在"坐月子"期间，其膳食的烹调不能加入过多的调味，尤其是产后前两周，要少添加盐、酱油、味精等调味料，防止因摄取过多盐分而使水分滞留在身体里。

同时由于宝宝的肾脏还没发育完全，汤水中加入太多的盐和味精，不仅会影响奶水的质量，更会加重宝宝的肾脏负担。

因此，饮食上应尽量少盐，建议多补充蛋白质，有助于可以帮助排泄体内多余的水分。

（4）温补气血的"月子水"

中医学认为，产妇在生产时气血大耗，阴阳劳损。产妇可以常服用

"月子水"温补气血。如选择适量的党参、龙眼肉、红枣、黄芪、枸杞，煮水加红糖代茶饮。黄芪是补气要药，治疗气虚是很有效果的；枸杞可以补益肝肾，对精血有补益的作用；党参补益气血；红枣温补气血。

5. 产后关节酸痛怎么办

产后女性身体虚弱，如果在产后过早、过多地从事家务劳动，或过久地抱孩子，或接触冷水，易使关节、肌肉、肌腱负担过重，引起手腕部及身体各个关节的疼痛。

中医学认为，产后的关节痛与产后营血亏虚，瘀血留滞，或风寒湿邪稽留有关。血虚则四肢百骸、筋脉关节失养，血瘀则气血运行受阻，风寒湿邪内侵，稽留于肌肤、经络、关节之间，阻滞气血的运行。

因此，我们强烈建议在"坐月子"期间的妈妈要好好休息，减少劳动，不宜碰冷水，避免出现产后关节疼痛。而对于出现产后关节疼痛症状的女性，可以采用下面几种方法适当进行调理。

（1）老姜捣泥敷贴

取老姜适量，捣成泥状，直接敷贴在关节处或者相关穴位处。通过老姜来驱风散寒，促进关节周围的血液循环，这对于关节疼痛具有显著的辅助治疗作用。

（2）粗盐袋热敷法

海盐（粗盐）250克，艾叶50克，老姜适量，三者干锅炒热后，装进纱袋后再用透气性比较好的布包住，敷在患处。需要特别注意的是，因干锅热炒后，粗盐温度较高，需要调节好温度，防止皮肤烫伤。本方法若能坚持每日1次，连续1周，效果更好！

6. 夏天"坐月子"能开空调吗?

产后女性如不注意保暖而受寒的话,容易患上"月子病",对以后的生活也会造成很大的影响。所以很多人认为月子期间是需要捂着的。

但是炎热的夏天,在高温下坚持不开空调,房间里又弄得密不透风,室内的温度不能及时降低,会使产妇体温升高,出现中暑等症状。那么在夏天"坐月子"是否可以开空调,又该注意哪些事项呢?

空调可以适当地降低房间的温度,使之处于一个相对适宜的环境,让妈妈们不至于过热而引起产褥中暑等现象,也利于妈妈们在适宜的温度中进行产后修复。因此,夏日里"坐月子",适当地使用空调是可以的。需要注意如下几点。

(1)冷气不直接对着人吹

空调是通过降低室内的温度,来为人体降温的。如果冷气直接对着产妇吹,就变成直接降低人体温度了,没有一个过渡,且容易使产妇受凉而引起"热伤风"。

(2)温度不能过低

夏季不宜贪凉将空调温度调得太低,一般温度调到27~28℃比较适宜,不能让室内外温差太大。

(3)最好穿长衣长裤

"坐月子"期间特别要注意手脚的保护,如果受凉很容易导致肩及腿脚酸痛,所以,最好着长衣长裤。切记"坐月子"时千万不能碰凉水。

(4)不能长时间待在冷气房

待在冷气房内时间过长,容易得"空调病"。产妇在冷气房待一段时间后可以适当离开房间一会儿。晚上睡觉时最好不要开空调,开的话尽量将温度调高，切换至睡眠模式。

（5）注意开窗通风

空调可以在开机 3 小时以后关机，待房间温度升高后再开窗通风。也可以在冷气房内放电风扇，让风对着墙吹，从而促进室内空气的流动。

7. 保护眼睛以养肝

产妇分娩后眼睛常会表现出不适，出现眼睛酸胀干涩，严重的还会伴随疼痛，甚至视力下降，或者是加速老花眼产生。因此，产妇要学会保护自己的眼睛。

（1）产后尽量不要流泪、哭泣

中医学认为，肝藏血，开窍于目，产后机体气血耗损，血不归肝，易致肝血不足，上不濡目。同时，肝主疏泄，调畅情志，产妇由于肝血不足，情绪上比较容易受到波动，常哭泣则容易导致眼睛不适，进一步损害到肝脏功能。

因此，产妇要学会调节自己的情绪，保持乐观的心情，尽量不要流泪与哭泣。

（2）尽量不要长时间用眼

中医学认为，产后肝血不足，长时间用眼损害肝藏血的功能。因此，我们建议产妇不宜长时间阅读书籍、报纸，观看电视、电脑、手机等，同时还要注意阅读时的姿势要正确、光线要充足，不看悲伤、火爆或是易导致情绪激动的内容，以免造成肝血虚等不良后果，最终演变为眼睛提早老化、眼睛酸痛，甚至青光眼、白内障。

（3）注意补充合理营养

多吃富含维生素A的食品，如胡萝卜、瘦肉，可防止角膜干燥、退化。另外，还要少吃一些对眼睛不利的食物，如葱、蒜、韭菜、胡椒、辣椒等辛热食物。

8. 忌冷水

中医学认为，产后女性身体气血不足，元气亏损，腠理不密，风寒凉气容易入侵女性身体，造成气血运行不畅，容易导致恶露排出不畅，引起腹痛以及日后月经不调、肢体或关节酸楚、疼痛、麻木等"月子病"。因此在"月子"期间，产妇最好不要碰冷水。

非碰水不可时，建议产妇选用艾叶老姜白酒水，先将艾叶30克，老姜30克，以沸水煮开，过滤药渣，再加入白酒以去水之寒性，待其冷却至合适温度后，可用于洗手。此方祛寒效果较显著。

9. 母乳喂养

母乳是婴儿最自然、最安全、最完整的天然食物，也是妈妈给孩子最好的礼物。因此，我们倡导母乳喂养。

由于某些特殊原因，部分新妈妈出现了奶水不足的现象。那么您可根据实际情况，适当尝试中医食疗进行催乳。

（1）通草猪蹄催乳汤

先把猪蹄洗净，刮干净皮毛，与通草一同放在沙锅里，加1.5千克清水煮成汤。先用急火，水沸后改成慢火，煮1~2个小时。每天喝2次，连续喝3~5天。猪蹄可补血活血，通草可利水通乳，二者搭配食用不仅通乳效果好，还可促进产妇尽快康复。

（2）花生猪蹄汤

香菇在10倍量的米酒里泡软、切丝待用。花生放入米酒中滚开，去膜，去芽。麻油加热，放老姜翻炒。猪蹄放入锅中炒至外皮变色。放入花生炒一会儿，再放入猪蹄和老姜，最后加香菇、虾及米酒。加盖烧滚，慢火炖约8小时。

10. 产后回乳

哺乳期妇女停止哺乳后，由于乳汁会不断淤积于乳房，易引起乳房肿胀疼痛，甚至形成硬结，回乳不佳者甚至会造成乳腺炎。因此，很多妈妈会觉得回奶是一件很痛苦的事情。在回奶的过程中，有的妈妈盲目地采取所谓的"速效断奶法"，不仅违背了生理规律，而且很容易引起乳房胀痛。所以一定要科学回奶。具体来说，回奶的注意事项主要包括如下几点。

（1）减少乳汁分泌

断奶不仅是妈妈的事，爸爸也起到非常关键的作用。比如断奶前，妈妈避开一会儿，改由爸爸或家人照看孩子。因为减少了孩子与妈妈的接触，就会减少对乳房、乳头的刺激，泌乳素的分泌会随之减少，乳汁的分泌也就会逐渐减少。

（2）消除乳房胀痛

如果乳房胀得难受，可以挤出乳汁，但是不要完全挤出，否则会促进乳汁分泌，适得其反；或者用冰袋冷敷乳房减轻胀的感觉。如果发现乳房里有硬块，要及时用手揉开，防止乳腺炎。

（3）饮食回乳

应忌食那些促进乳汁分泌的食物，如花生、猪蹄、鲫鱼、汤类等，少吃蛋白质含量丰富的食物，这样可以减少乳汁的分泌。

麦芽回乳，从古至今，医者皆知。但是回乳，到底应该用生麦芽还是炒麦芽呢？很多人都不清楚。中医学认为，麦芽性平，味甘，其作用有二：一是开胃消食，用量一般在10~15克；二是回乳消胀，用量一般在30~120克。这就是说，麦芽回乳的作用关键是剂量的大小。现代药理研究发现，生麦芽中所含的麦角类化合物，有抑制催乳素分泌的作用。因此，回乳时可每日单用生麦芽120克，水煎服。一般3剂即可生效。

四、更年期养生

更年期是女性从生育年龄过渡到老年的阶段，卵巢功能逐渐减退后到接近完全停止的阶段，多见于45~50岁。更年期犹如一个魔咒，一旦来临，会让许多女性"心烦意乱、性情改变"，还会出现各种身体上的不适，如月经紊乱、头晕、乏力、浮肿、潮热、烦躁、心慌、失眠、肥胖……。

《素问·上古天真论》记载："歧伯曰，女子……七七，任脉虚，太冲脉衰少，天癸竭，地道不通，故形坏而无子也。"中医学认为，女性在49岁左右出现更年期的一系列症状，主要是人体内阴阳失调、气血失和所引起。肾为诸阴诸阳之根本，肾阴亏耗，肾阳不足。因此，更年期阶段养生当以调阴阳，补气血，使阴阳平衡，气血调和，脏腑功能恢复。

1. 潮热汗出怎么办

女性进入更年期后会出现一系列的症状，其中潮热出汗一般是最早出现的症状，也是最常见的症状。女性主要会感觉胸部、颈部向面部有阵阵热量在扩散，伴随出汗表现，并且过后有畏寒感。更年期潮热出汗怎么办呢？

中医学认为，更年期妇女多汗主要因为阴虚内热，虚阳上亢，津液不固，因此选用补益肝肾、滋阴降火的食物或者药物有助于潮热汗出症状的缓解，如灵芝、银耳、山药、熟地黄、何首乌、枸杞子、女贞子、山茱萸、百合、燕窝、鲜藕等。还可选择鸭肉配合石斛等炖汤食用。

同时，减少高脂、高盐、高糖食物的摄入，忌食羊肉、川椒、茴香等辛热之物。辛辣易行易散，助升火气，会加重汗出症状。

对于潮热严重的女性，我们推荐从天然食材或保健食品中摄取大豆异黄酮，补充植物性雌激素，以缓解更年期阶段雌激素水平不足引起的潮热不适。

对于汗出较重者，可配合一些中成药，如六味地黄丸、坤宝丸、丹栀逍遥散等。也可自行配一些汤剂代茶饮，如甘麦大枣汤（浮小麦 30 克，大枣 10 枚，甘草 10 克），水煎，每日早晚各服 1 次。

2. 失眠怎么办

失眠是很多女性在更年期时会遇到的情况，有时会整夜地失眠，从而导致内分泌失调、多梦、精力无法集中等症状出现。

（1）调畅情绪

失眠给女性造成的困扰是特别大的，严重时还会影响她们的正常生活和工作，甚至影响到情绪。因此注意做好情绪调节也是一件很有必要的事情。

（2）饮食以清淡为主

更年期女性饮食宜清淡，失眠者应少喝咖啡、茶、可乐等含咖啡因的饮料，特别是过了中午，不宜再喝。

（3）食疗

酸枣仁汤：酸枣仁15克，捣碎，水煎，每晚睡前1小时服用。酸枣仁对于血虚所引起的心烦不眠或心悸不安有良效。

桂圆莲子汤：取桂圆、莲子各100克，煮成汤，具有养心、宁神、健脾、补肾的功效。

三味安眠汤：酸枣仁15克，麦冬、远志各3克，煎煮于睡前服用。以上3种药材均有宁心安神镇静的作用，共奏催眠之效。

杂粮粥：取大枣、小麦、冰糖各适量，先取大枣、小麦水煎去渣取汁，纳入冰糖烊化顿服，每晚1次，对更年期失眠者疗效显著。

3. 月经不调怎么办

更年期月经不调者的临床表现各不相同，有的人出现月经不规则，时多时少；有的人出现月经淋漓不尽，这个月连至下个月；而有的人则出现月经暴崩暴泻，大量出血等，因此要警惕更年期月经不调。

对于更年期月经不调的治疗，首先要考虑是否是病变引起的月经不调，在找准病因后要先治疗引起月经不调的病因，而后再根据更年期阶段女性生理特性，对证调养。

（1）补充雌激素

更年期月经不调多与体内雌激素水平下降有关，因此生活中可以经常食用富含植物性雌激素及维生素E的食物，这对保养卵巢有非常好的作用。比如用大豆、红豆、黑豆制作豆浆每日饮用，这是非常安全的补充植物性雌激素的方式，但需要长期坚持才有效果。同时坚决不能吃刺激性、肥腻、油煎、腌制的食物，还要忌烟、酒。

（2）食疗

更年期月经不调会导致缺铁性贫血，多吃含有铁的食物，补充足够的铁质，就能避免缺铁性贫血的发生。海带、紫菜、黄豆、菠菜、大枣、木耳、香菇等食物都含有丰富的铁质，特别是动物肝脏、动物全血、畜禽肉类、鱼类等食物，含铁更为丰富。同时要注意补充蛋白质。

中医药在调理月经不调方面有显著的优势，现总结几个临床常用食疗方。

黑木耳大枣茶：黑木耳 30 克，大枣 20 枚，黑木耳、大枣共煮汤服之。每日 1 次，连服。功能补中益气，养血止血。主治气虚型月经过多。木耳加红糖炖服可治疗月经过多。

山楂红糖饮：生山楂肉 50 克，红糖 40 克。山楂水煎去渣，冲入红糖，热饮。非妊娠者多服几次，经血亦可自下。功能活血调经，主治妇女有经期错乱者。

山楂红花酒：山楂 30 克，红花 15 克，白酒 250 克，将上药入酒中浸泡 1 周。每次 30~45 克，每日 2 次，视酒量大小，不醉为度。功能活血化瘀。主治经来量少、紫黑有块、腹痛、血块排出后痛减者。注意忌食生冷，勿受寒凉。

4. 情绪不畅怎么办

女性在更年期阶段出现潮热、盗汗、失眠、月经不调、腰酸腿疼、手脚发麻等临床不适后，难免造成心理压力大，不少人在此期间出现烦躁不安、忧郁多虑的现象，严重者还会患上抑郁症。因此，需及时采取措施缓解及消除更年期情绪不畅。

更年期烦躁是由于更年期女性卵巢萎缩，卵巢功能的减退导致雌激素分泌不足引起的。因此，要及时从外界补充雌激素，如多吃富含植物雌激素大豆异黄酮的黄豆，既能维持雌激素在正常水平，防止卵巢过早衰退，推迟女性更年期的到来，还能促进皮肤新陈代谢、延缓皮肤的衰老，养血安神，改善失眠、烦躁不安、抑郁多虑等症状。

学会宣泄与倾诉，千万不要把苦闷憋在心里。回家向丈夫滔滔不绝地诉说心中的郁闷，争取体谅；向自己信任的亲朋好友讲清自己身体和心理上的不适，求得关注；即使是把自己关在房中大哭一场，也不失为一种实用的求得放松的宣泄途径。

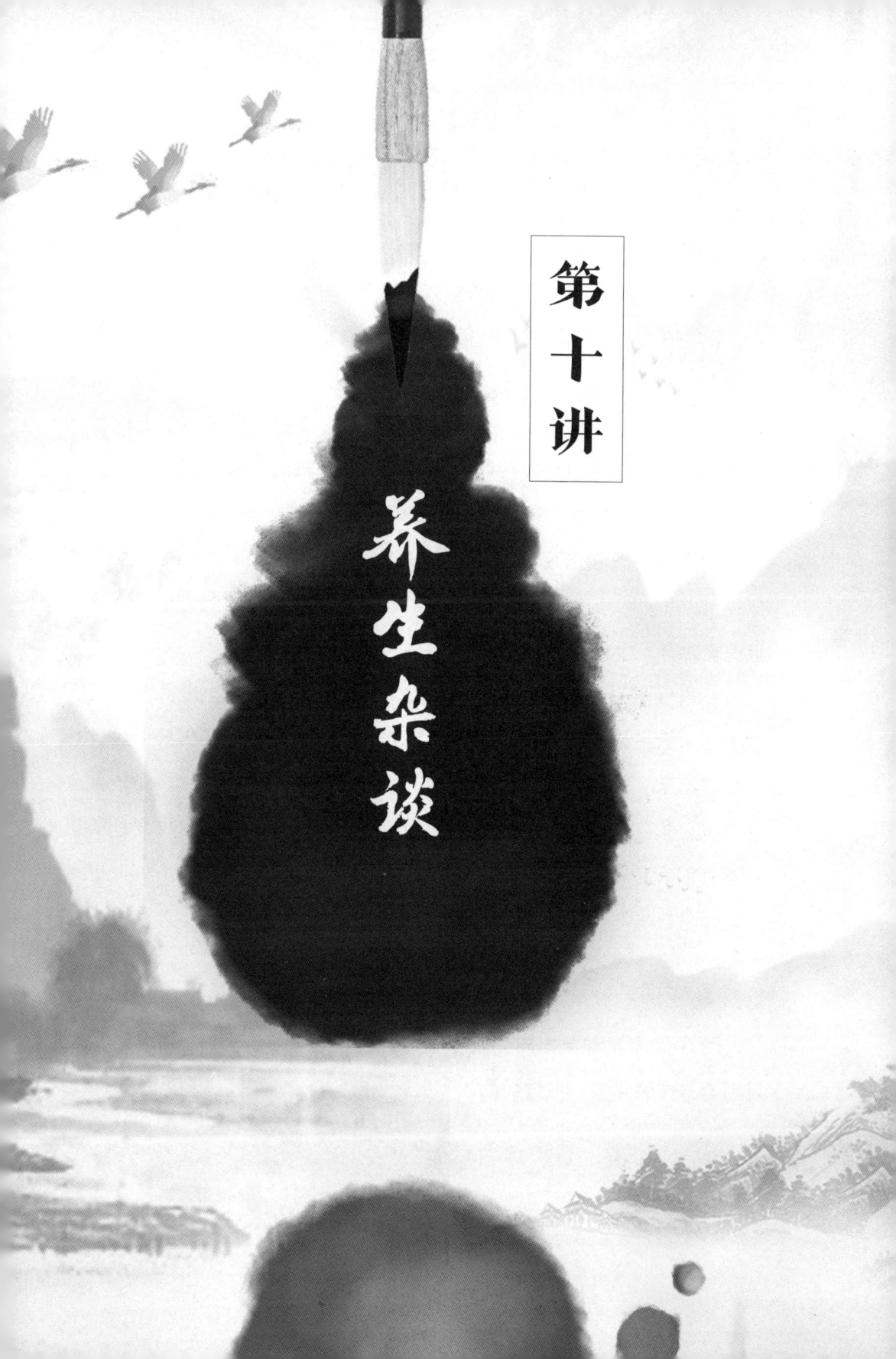

第十讲

养生杂谈

一、浅谈身高

人的一生有两个生长高峰，一个就是婴儿期，一个就是青春期。

中医学认为，男性"二八肾气盛，天癸至"，男子到十六岁的时候，肾气就开始旺盛起来，身体各部分的器官发育迅速，五脏六腑功能活动和经脉气血运行都比较旺盛，最突出的表现就是第二性征开始发育，长个、骨骼变得粗壮、长喉结、长胡须、变声，这些体征上的变化都会逐渐出现，正如元代著名医家朱震亨在《格致余论·阳有余阴不足论》所说："故人之生也，男子十六岁而精通。"

女性则一般在出现月经后，生长速度减至每年2~3厘米，大概1~2年还可以长高，女性的身高增长终点大约在16岁，此时的骨干与骨骺接近完全融合，生长几乎终止。

《格致余论·慈幼论》指出，青少年在这段时期的生理特点正处于"人生十六岁以前，血气俱盛，如日方升，如月将圆。惟阴长不足，肠胃尚脆而窄，养之之道不可不谨"。即脏腑功能和气血运行、身体发育等情况，正处于渐盛阶段，体内的阴精还没有达到最充盛的程度，肠胃等器官的发育还比较脆弱。因此，在青少年时期重视人体养生，促进人体发育也是非常重要的。

1. 参加运动

青少年应经常参加体育锻炼，如篮球、羽毛球、跳绳、游泳等运动能够有效伸展骨骼，促进长高。

2. 充足睡眠

中医学认为，青少年时期，人体内的阴精还没有达到最佳的充盛状态，而充足的睡眠能够不断地促进阴精的产生。肾主藏精，主骨生髓，而髓能生脑。充足的睡眠，不仅可以使青少年的肾精得到及时的补充，使其健康成长，还能够让青少年的大脑得到快速发育。

如果长时间用脑过度，睡眠时间不足，就会使青少年体内的阴精不足，脑髓空虚，出现思维混乱、容易疲劳、视力减退、记忆力衰退，甚至少白发等症状。

现代研究则表明，在睡眠状态下人体会分泌更多的生长激素以促进长高。特别是在丑时（晚上 1~3 点）的这段时间，熟睡中生长激素分泌最为旺盛，所以应该确保每天早睡，提高睡眠质量。

3. 放松心情

青少年很容易出现叛逆情绪，心情也容易变得烦躁易怒，这样对于长高是有害无益的。过大的压力或者是负面情绪很容易影响到人体内分泌，不仅会影响生长激素的分泌，还容易影响到肠胃功能，导致身体营养不良。

◇◇◇◇◇◇◇◇◇ 二、遗精的尴尬 ◇◇◇◇◇◇◇◇◇

什么是遗精呢？遗精是指不因性交而精液自行遗泄的表现。包括梦遗与滑精。中医学则认为，遗精是由于中气下陷、肾气虚损，或是君相火旺等原因导致精关不固而出现。

遗精主要发生在青少年身上。如果每周出现 2 次以上者，多伴有耳鸣、头昏、精神不振、腰酸腿软等。出现遗精要如何调理呢？我们从以下几点给您建议。

（1）祛除病因

男性的生殖器很容易感染炎症，如包皮炎，龟头炎，前列腺炎等都会引发遗精。因此，对于由于男科疾病所致遗精者，我们建议及时前往正规医院进行诊治。

（2）精神调养

出现遗精，不要慌。精神紧张会使遗精次数增多。应注意精神调养，尽量做到清心寡欲，症状也能有所缓解。对于青少年，应加强性教育的教导，引导青少年排除杂念，集中精力读书学习，分散在性问题方面上的注意力。已婚青年应与伴侣建立正常的性生活频率，如果注意力太容易集中在性问题上，要多给自己生活增添乐趣，让自己能从性问题中转移。

（3）饮食起居要注意

有遗精倾向的人，建议平时穿纯棉的宽松裤子，尤其应避免穿牛仔裤。晚餐不宜吃过饱，睡觉前可以用热水泡脚。睡觉时，要养成侧卧的习惯，被子不宜太厚。勤换洗内裤，经常清洁外生殖器，保持外生殖器的干燥。平时要少吃刺激性食物，最好戒掉烟酒等不良的生活习惯。

（4）滋阴降火调体质

中医学认为，青年男性，由于劳神过度、精神紧张，致使心阴暗耗，心阳独亢，心阳不能下交于肾，肾水不能上承于心，水亏火旺扰动精室，精液自遗。因此，治疗遗精多以滋养肾水为宜，养生上可以选用知柏地黄丸进行调理。

知柏地黄丸是一种常用中成药，是由补阴经典代表方剂六味地黄丸（熟地黄、山萸肉、山药、泽泻、牡丹皮、茯苓）加知母、黄柏而成，加强了滋阴清相火的作用。多应用于阴虚火旺、潮热盗汗、口干咽痛、耳鸣遗精、小便短赤等。

同时，还可以选用食疗方调理：

芡实粉粥：粳米90克，芡实60克，先把芡实煮熟之后，去掉外面的壳，然后研成粉末。粳米煮粥至快熟时，再加入芡实粉搅拌均匀，共煮至熟。

茱萸枸杞粥：山茱萸 20 克，枸杞 50 克，芡实 50 克，大米 100 克，共煮成粥后加入适量的白糖。

杜仲核桃方：杜仲 30 克，核桃肉 30 克，猪肾 1 对，猪肾洗净，焯水。将上述食材放入砂锅炖熟后蘸细盐食用即可。

三、谢绝 "聪明绝顶"

随着年龄的增长，脱发已经成为中青年人常见的困扰，这与肾气衰退有关。

中医学认为，男子五八 "肾气衰，发堕齿槁"，女子五七 "阳面始焦，发始堕"，故在此年龄段者常出现脱发。遵循中医学理论，或许有些方法可以改变这种尴尬的局面。

1. 不要纵欲过度

中医学认为，"发为血之余"，"肾其华在发"，头发的脱落与人体经血、肾精的多少密切相关。

性生活过度不仅会损耗人体肾精、阴血，也将导致脱发。因此，我们建议脱发人群不要纵欲过度以免损害肾精、阴血。

2. 黑色食物补肾

在前面讲冬季养生中，提出黑色入肾补肾，因此在肾气不足的中年阶段，建议脱发人群多吃黑色食物，例如黑木耳、黑豆、黑米、黑芝麻等，同时多吃富含锌、可以促进头发生长的坚果类食物，如核桃、松子等。补肾的中药，如山药、枸杞子、冬虫夏草、何首乌具有显著的乌发生发功效。这里特别推荐何首乌炖猪肚。首先，制何首乌是很好的抗衰老药材。《本草纲目》记载何首乌：补益精血、乌须发、强筋骨、补肝肾。何首乌炖猪肚是很好的生发护发食品。

3. 不熬夜，保证充足的睡眠

中医学认为，熬夜伤阴损肾，若长时间熬夜将会导致机体血液瘀滞，头皮发麻，头发失于濡养，最后出现脱发、白发。相反，睡得好，精神也好，气血通畅，则有利于头发的生长。

四、鼻鼾（打鼾）

日常生活中，很多朋友睡觉的时候都会打鼾。研究发现，打鼾以体型偏胖的男性多见。

中医学认为，脾主运化水谷、运化水湿，当脾胃虚弱，失于健运，则会导致痰湿内生，出现睡觉打鼾的状态。因此，健运脾胃则成为改善打鼾的关键。

1. 换个姿势睡觉

对于普通人，平躺着睡是个健康的睡姿，但对于打鼾一族，则不宜平躺着睡。因为平卧会使舌头和软腭下坠，阻塞呼吸道引起打鼾，而侧卧则可避免这种情况的发生。

2. 减轻体重

肥胖是引起打鼾的最重要的原因之一。有研究发现，35岁正常体重的男性只有18.7%打鼾，而超重20%以上打鼾的比例则达到了惊人的56%！肥胖将导致软腭低垂、舌根肥大、悬雍垂肥大等，这些都容易导致仰卧时呼吸通道堵塞，阵阵鼾声也就产生了。

3. 食疗方

花椒5~10粒，每晚睡前用开水冲泡，待水凉透后服下（花椒不服），连服5天。

如果上述办法都没有太大效果，可能是患上了睡眠呼吸暂停综合征，需要尽快去看医生。总之，别拿打鼾不当病，我们要警惕这个隐形的睡眠杀手哦！

五、夜尿多怎么办

俗话说，小儿觉多，老人尿多。有些老年人晚上有起夜的习惯，尤其到了冬季，起夜更为频繁，不仅影响休息，还容易感冒。

老人起夜，一两次是正常的，若饮水不是很多，频繁起夜，一般属肾气虚、肾阳不足。中医理论认为，阳化气，阴成形。进入体内的水液，只有化成"气"才能被人体吸收利用。肾是主水，肾阳不足，水不能化气，则直接排出体外。因为夜间属阴，人体阳气偏弱，故容易出现夜间尿多，根据中医理论，调养上应以温补肾阳为宜，选用金匮肾气丸。

说起金匮肾气丸，人们对此的知晓程度远不如六味地黄丸，但金匮肾气丸在医圣张仲景的眼里，可谓是治肾的祖方。大名鼎鼎的六味地黄丸就是在此基础上脱胎换骨而成的。金匮肾气丸由生地黄、山药、山茱萸（酒炙）、茯苓、牡丹皮、泽泻、桂枝、附子（制）配伍而成，具有温补肾阳、化气行水的功效。用于治疗肾虚水肿，腰膝酸软，小便不利，畏寒肢冷。

除此以外，我们建议服用以下2种食疗方。

核桃炒韭菜：核桃仁30克油炒后，拌入切段的韭菜200克及虾肉若干，用盐调味佐餐，可补肾壮阳。

猪小肚汤：猪小肚（膀胱）1个，桑螵蛸、益智仁各30克，煲汤炖服，具有补脾固肾、散瘀缩尿的功效。

还有一个外治法值得推荐：肉桂、仙灵脾各100克，二药打粉装袋作为坐垫，通过肛门皮肤接触，吸收药力，达到温肾补阳作用，以治疗夜尿频繁。